U0221623

机器人辅助/腹腔镜泌尿外科
高难度及创新手术荟萃

张大宏　主编

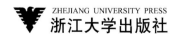

ZHEJIANG UNIVERSITY PRESS
浙江大学出版社

图书在版编目(CIP)数据

机器人辅助/腹腔镜泌尿外科高难度及创新手术荟萃 / 张大宏主编. — 杭州：浙江大学出版社，2021.10

ISBN 978-7-308-21607-4

Ⅰ. ①机… Ⅱ. ①张… Ⅲ. ①机器人技术－应用－泌尿系统外科手术 ②腹腔镜检－应用－泌尿系统外科手术 Ⅳ. ①R699

中国版本图书馆 CIP 数据核字(2021)第 144825 号

机器人辅助/腹腔镜泌尿外科 高难度及创新手术荟萃

张大宏　主编

责任编辑	张　鸽(zgzup@zju.edu.cn)　张凌静
责任校对	季　峥
封面设计	续设计—黄晓意
出版发行	浙江大学出版社
	（杭州市天目山路 148 号　邮政编码 310007）
	（网址：http://www.zjupress.com）
排　版	杭州朝曦图文设计有限公司
印　刷	浙江省邮电印刷股份有限公司
开　本	710mm×1000mm　1/16
印　张	15.5
字　数	256 千
版 印 次	2021 年 10 月第 1 版　2021 年 10 月第 1 次印刷
书　号	ISBN 978-7-308-21607-4
定　价	228.00 元

《机器人辅助/腹腔镜泌尿外科高难度及创新手术荟萃》

编　委　会

序　言

当前，我国逐渐步入老龄化社会，泌尿系统疾病，尤其泌尿系统肿瘤疾病的检出率不断升高，人们对生活质量、手术质量的要求也日益提高。以往，患者对泌尿系统肿瘤以及尿路疾病的手术治疗会有一定程度的顾虑——担心手术以后重要器官功能（如排尿控制、性功能）障碍或丧失，及尿流改道带来的"不美观"等。种种顾虑导致病情进展，甚至诊治延误。如今，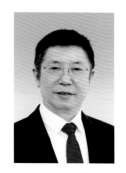泌尿外科微创手术快速发展。浙江省人民医院泌尿外科在张大宏教授的带领下，推出了以精准切除病灶、保留器官功能、对机体损伤小、康复快为特点的泌尿外科微创手术体系，为广大患者带来了福音。

在张大宏教授的带领下，浙江省人民医院泌尿外科团队在机器人辅助/腹腔镜手术领域不断攻坚克难，完成了6000余例腹腔镜泌尿肿瘤手术，3300余例达芬奇机器人手术，积累了丰富的手术经验。针对不同的患者、不同的病情，他们"个性化"地制订不同的手术方案以及疾病全程管理计划，实现治疗的"最优解"。同时，该团队对于复杂泌尿系肿瘤的治疗，泌尿外科各类复杂疾病的微创治疗，都有独到的见解和体会。

张大宏教授一直以来不惧挑战、追求卓越，其团队临床实践经验丰富，并以"腹腔镜技术在泌尿系疾病中的应用推广"荣获浙江省科学技术进步奖二等奖。其技术、精神，是学界之骄傲，百姓之福音，更是广大泌尿外科医师学习的榜样。

《机器人辅助/腹腔镜泌尿外科高难度及创新手术荟萃》即根据他们多年的腹腔镜手术经验凝练而成。本书的编者均是浙江省人民医院长期进行泌尿外科腔镜手术的临床一线专家，有着扎实的基础知识以及丰富的临床实战经验。读者不仅可以通过阅读本书的文字和配图了解手术的相关内容,而且可以通过扫描书中的二维码观看具体手术操作视频。本书内容丰富,实用性强,可以帮助泌尿外科医务人员更深入地学习和理解。希望读者通过阅读本书,可以感受腹腔镜手术之魅力,得到最大的收获。

中国人民解放军总医院泌尿外科医学部主任

2021 年 9 月

前　言

随着肿瘤早筛技术的发展，泌尿系肿瘤的检出率日益升高。对于泌尿系统恶性肿瘤（肾癌、膀胱癌、前列腺癌等），实现手术微创精准治疗以及功能重建体现了人们对美好健康的向往，亦是泌尿外科医生永恒的追求。

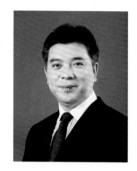

理想的泌尿肿瘤手术不仅要精准地切除病灶、保留器官功能、实现机体损伤最小化，而且要满足快速康复和美观等要求。随着医疗技术的提高及医疗设备的发展，泌尿系统肿瘤疾病至今已基本告别开放手术，腹腔镜及内镜手术已成为公认的现代微创外科手术的代表。泌尿外科腹腔镜手术具有创伤小、患者疼痛轻、术后恢复快等优点，是泌尿外科史上的重要发展。达芬奇机器人的辅助又将腹腔镜技术推向了新的高峰。

21世纪初，机器人辅助腹腔镜技术进入医疗临床应用领域，并在泌尿系统肿瘤微创治疗领域崭露头角。2014年9月，浙江省人民医院达芬奇机器人手术系统 SI 装机。自达芬奇机器人手术系统投入临床应用以来，浙江省人民医院泌尿外科已开展机器人泌尿系统肿瘤微创手术3300例以上。我作为学科带头人，个人机器人手术突破1200例。泌尿外科机器人手术团队在常规手术上不断创新，在肾癌、膀胱癌、前列腺癌三大肿瘤的疑难手术上攻坚克难，形成了以"零阻断"机器人肾部分切除术、完全机器人下 U 形原位回肠新膀胱术和保留 Retzius 间隙重要功能结构的机器人辅助前列腺癌根治术为代表的肿瘤手术体系。

此外，团队将机器人手术从传统泌尿系统肿瘤手术领域拓展到尿路修复以及重建领域，广泛开展机器人辅助下膀胱阴道瘘修补术、达芬奇机器人辅助下输尿管膀胱再植术、达芬奇机器人辅助下阑尾膀胱瘘修补术、达芬奇机器人辅助下回肠/结肠膀胱扩大术等具有突破性意义的疑难手术。

　　本书基于浙江省人民医院泌尿外科开展的 6000 余例腹腔镜泌尿肿瘤手术以及 3300 余例达芬奇机器人手术，归纳和展示有专业代表性和特色的机器人辅助/腹腔镜手术方式。

　　本书内容新颖、实用，案例具有代表性，对从事泌尿外科腹腔镜手术专业的医生、研究生等具有重要的参考和学习价值。

浙江省人民院医院泌尿外科学科带头人

2021 年 9 月

目 录

第1章 肾肿瘤 ——————————

1.1 机器人辅助腹腔镜下肾部分切除术(内生性肿瘤)

视频 1.1

1.1.1 病例介绍

患者,男性,45岁,BMI 29.07,右肾癌部分切除术后3年,发现右肾占位1周。3年前,患者因"右肾肿物"在我院行"腹腔镜下右肾部分切除术",病理示右肾透明细胞癌。术后定期复查。2019年3月26日,本院CT[泌尿系增强(腹盆)]提示:右肾部分切除术后改变,右肾病灶(肾癌?)。既往10年前于外院行"乙状结肠癌切除术",病理示溃疡性中分化腺癌 $T_4N_0M_0$ DukeB,术后辅助化疗,定期复查,未见复发。查体:脐周及脐下纵行正中切口,右下腹切口及右腹腔镜切口瘢痕。

术前诊断:①右肾癌;②乙状结肠癌术后;③高血压病。

2019年3月28日 PET/CT 示(见图1-1-1):①右肾部分切除术后,右肾局灶性低密度灶,FDG 代谢轻度增高,对比2017年4月21日的PET/CT 片,病灶范围增大,FDG 代谢稍增高,需与肾癌或血管平滑肌脂肪瘤鉴别诊断,请结合 MR 检查。②乙状结肠癌术后,吻合口未见明显复发征象。肠系膜及腹膜后多发炎性淋巴结,建议随访。

1.1.2 手术步骤

(1)麻醉与体位

①麻醉:全身麻醉,气管插管,麻醉成功后,导尿,取健侧卧位,常规消毒铺巾。

②体位:患侧腹直肌旁切开皮肤约1cm,穿刺置气腹成功后(压力

15mmHg)，进 12mm 穿刺套管（Trocar）及腹腔镜，在摄像监视下分别于锁骨中线肋缘下、腋前线脐下 4cm 处置入 8mm Trocar，装机械臂 1、2 号臂，分别置入机器人器械（Maryland 式双极分离钳、单极电剪）。于腹中线脐上 2cm 处进 12mm Trocar，作为辅助孔。

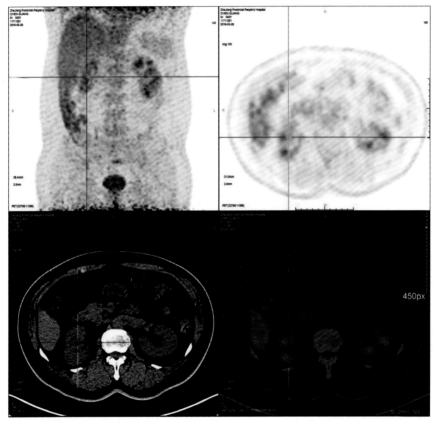

图 1-1-1

（2）手术过程

①打开结肠旁沟侧腹膜，并将结肠推向内侧。离断部分肝周韧带以利于暴露（见图 1-1-2），在下腔静脉外侧寻获右肾动脉（见图 1-1-3）。

②打开肾周筋膜，沿右肾静脉表面分离（见图 1-1-4），术中超声协助右肾肿瘤定位（见图 1-1-5）。

③游离肾门，根据 CT 及搏动位置，用血管夹临时阻断右肾动脉（见图 1-1-6），锐性分离切除右肾肿瘤（见图 1-1-7）。

④找到较大的血管断端，予以夹闭。用 3-0 可吸收线缝合创面基底层后，尽早解除阻断。用 2-0 倒刺线连续缝合创面外层（见图 1-1-8）。

⑤关闭肾周筋膜(见图 1-1-9),肾周放置引流管,用取物袋取出标本。

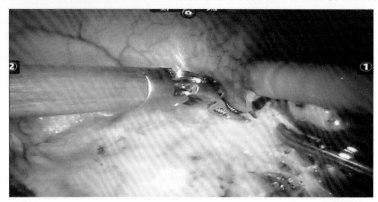

图 1-1-2

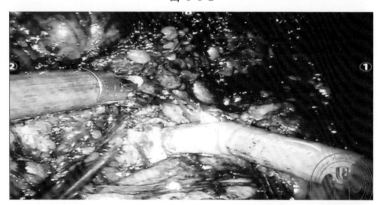

图 1-1-3

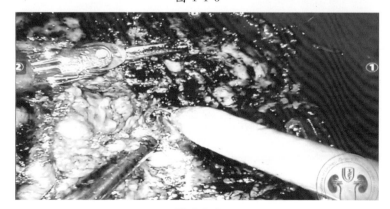

图 1-1-4

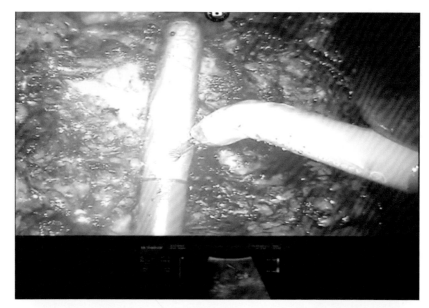

图 1-1-5

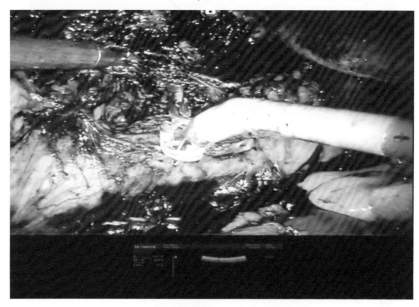

图 1-1-6

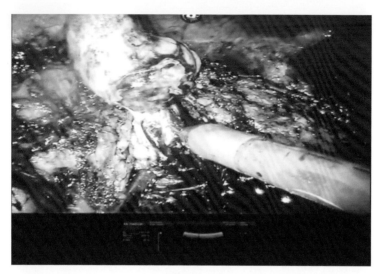

图 1-1-7

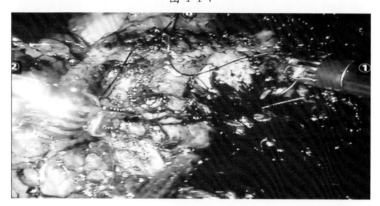

图 1-1-8

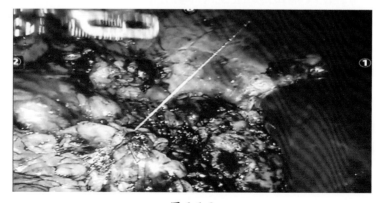

图 1-1-9

1.1.3　术后处理

术后,患者卧床休息1天,逐渐增加活动,保持引流管通畅。术后第1天,进半流质饮食。

1.1.4　手术评述

随着腹腔镜和机器人辅助腹腔镜技术的普及,对于大小及部位合适的肾肿瘤,保留肾脏的手术(肾部分切除术,partial nephrectomy,PN)已经成为常规,但术后会有一定程度的切缘阳性率及局部复发率。在欧洲泌尿科学会(European Association of Urology,EAU)2019年年会上,意大利的学者Andrea Mari报道了4308例PN术后患者的随访资料,发现除淋巴管浸润和肿瘤分期外,腹腔镜手术方式、肾肿瘤剜除术等都是PN治疗局限肾癌者手术切缘阳性的独立预测因素。PN术后肿瘤残留、切缘阳性导致的病灶复发是泌尿外科医师们不得不面对的问题,PN术后再次行PN的复杂性和不可预测性使其成为一种挑战。

此外,术中需注意以下要点。

(1)相对于首次PN,PN术后再次行PN时肾动脉游离相对困难,右侧可以下腔静脉、肾静脉为重要的解剖标志。术前CTA有助于判断。

(2)术中超声协助右肾肿瘤定位。

(3)一般需关闭肾周筋膜,防止肾下垂,减少术区渗血。

1.2　机器人辅助腹腔镜下肾癌根治术(肾门肿瘤)

视频 1.2

1.2.1　病例介绍

患者,男性,53岁,因"左腰部不适半月"入院。患者半个月前不慎撞伤左腰部,至当地医院就诊,对症治疗后效果不佳,B超提示左肾血肿。入院检查,泌尿系CT提示:左肾门肿物(见图1-2-1)。

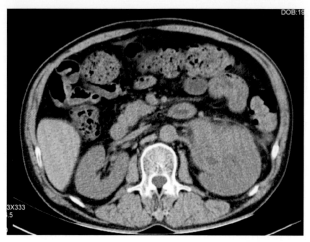

图 1-2-1

1.2.2　手术步骤

（1）麻醉与体位

①麻醉：全身麻醉，气管插管，麻醉成功后，导尿，取健侧卧位，常规消毒铺巾。

②体位：

（ⅰ）右侧卧位。用气腹针制备气腹，并将气腹压力维持在 1.862kPa（14mmHg）。于脐右上方约 2cm 处标记镜头孔，切开 1.5cm 皮肤，置入 12mm 一次性套管，经此套管置入达芬奇手术机器人镜头。在距镜头孔约 8cm，右侧肋缘下锁骨中线偏内侧处，标记第 1 机械臂孔；在右下腹距镜头 8cm，将与第 1 机械臂成 120°夹角处标记为第 2 机械臂孔；将第 2 机械臂孔内下方 6cm，与第 1 机械臂孔成近 180°夹角处标记为第 3 机械臂孔。在上述 3 处标记孔切开 8mm 皮肤，在内镜直视下置入 8mm 机器人专用套管，并经该套管置入和连接达芬奇 SI 系统第 1、2、3 机械臂。于腹正中线上的剑突下、第 1 机械臂与镜头孔之间、镜头孔与第 3 机械臂孔之间分别置入 1 个 12mm 一次性套管（共 3 个），用于撑开肝脏以及置入吸引器、结扎夹、直线切割器等辅助器械。

（ⅱ）左侧病变，则患者体位、套管放置等与右侧病例同理。先按右侧病例的方法分离左肾静脉及左肾静脉分支、左肾动脉，根治性切除左肾，同时行左侧腹主动脉旁淋巴结清扫。

（2）手术过程

①打开结肠旁沟侧腹膜（见图 1-2-2），并将结肠推向内侧，沿肾周筋膜充分游离（见图 1-2-3）。

②在内侧找到腹主动脉（见图 1-2-4），暴露并处理肾门部动静脉（见图1-2-5）。

③夹闭肾动脉（见图 1-2-6）及其分支（见图 1-2-7），夹闭肾静脉（见图1-2-8），依次离断（见图 1-2-9）。

④沿腹主动脉夹闭和清扫腹膜后淋巴结（见图 1-2-10）。

⑤离断肾动脉（见图 1-2-11），沿腰大肌层面分离肾周后方（见图 1-2-12），分离肾周外侧（见图 1-2-13）及上侧（见图 1-2-14），将肾脏连同筋膜内脂肪完整切除，用取物袋取出标本。

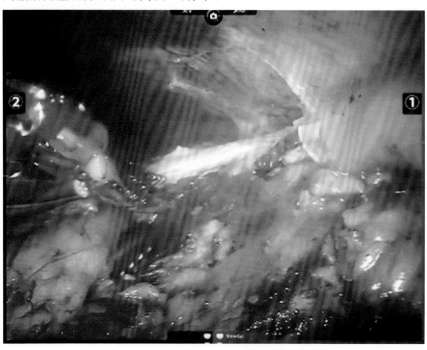

图 1-2-2

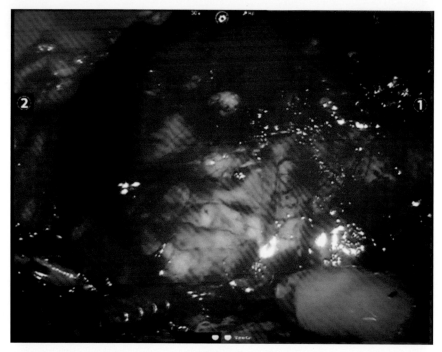

图 1-2-3

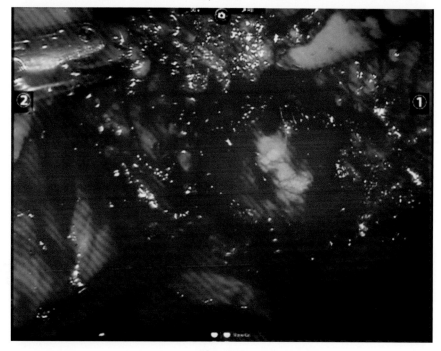

图 1-2-4

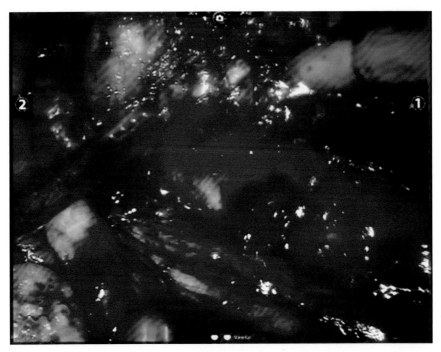

图 1-2-5

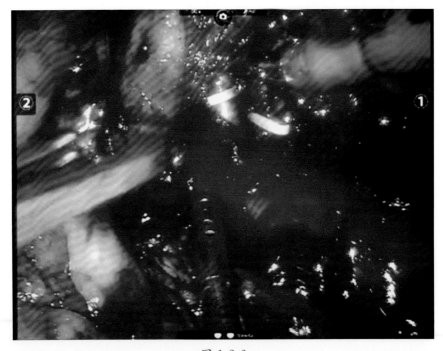

图 1-2-6

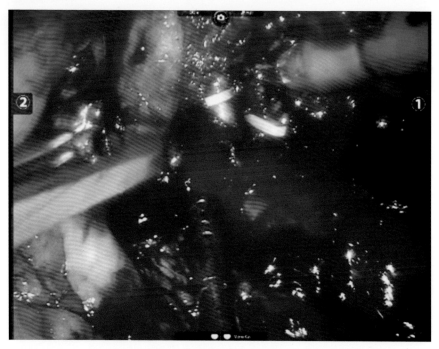

图 1-2-7

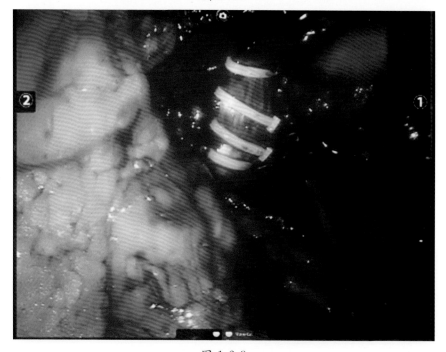

图 1-2-8

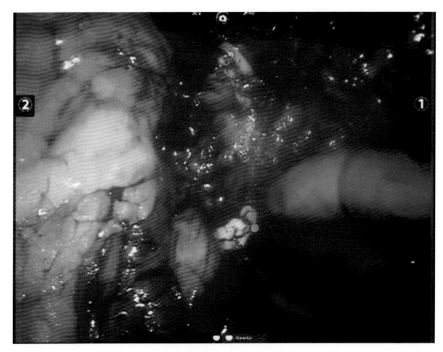

图 1-2-9

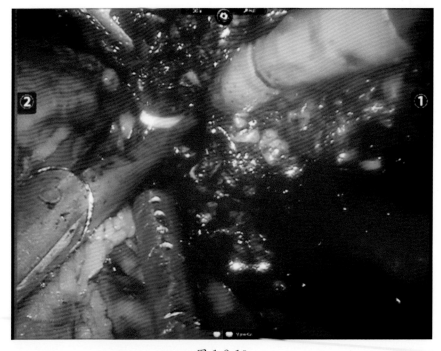

图 1-2-10

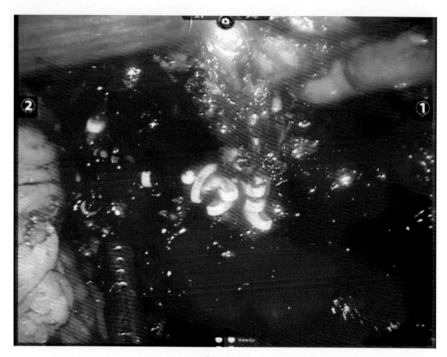

图 1-2-11

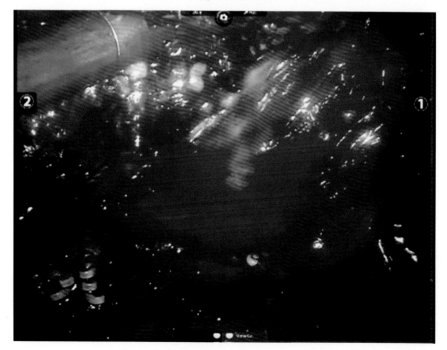

图 1-2-12

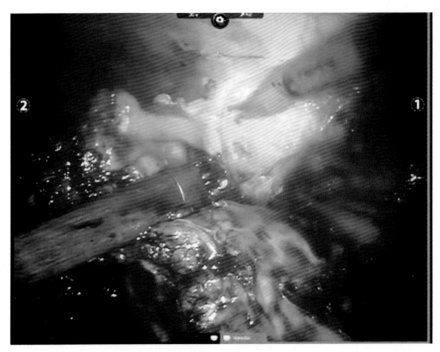

图 1-2-13

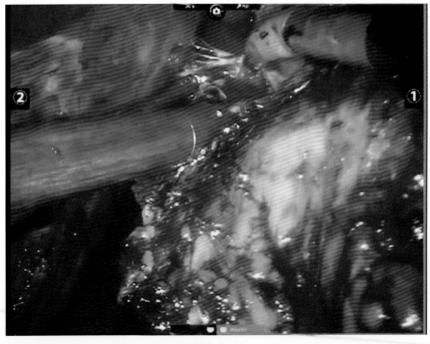

图 1-2-14

1.2.3　手术评述

（1）沿着正确的解剖层次游离

经腹腔途径打开侧腹膜和腹膜下脂肪后，沿着肾周筋膜外无血管层尽量向内侧游离至主动脉前方，再打开肾周筋膜在血管前方的延续段（前鞘）和血管鞘。若大肿瘤侵犯周围组织，解剖结构容易变异，可沿主动脉层面向外沿腰大肌表面切除，避免损失。

（2）肾蒂血管的处理

沿主动脉层面游离肾蒂血管既可以避免异位血管损伤，也可以更好地清扫淋巴结。肾蒂血管可以用 Hem-o-lock 夹闭后离断，也可以用血管切割吻合器离断。若肾蒂周围粘连致密，肾动静脉难以游离，建议用血管切割吻合器离断肾蒂。

1.3　腹腔镜右肾门肿瘤切除术

1.3.1　病例资料

视频 1.3

患者，女性，50 岁，体检超声检查发现右肾占位 6 天入院。无明显腰痛、反跳痛，无畏寒、发热，无恶心、呕吐，无明显肉眼血尿。术前 CT 提示右肾门区域复杂错构瘤（CT 影像见图 1-3-1 和图 1-3-2）。

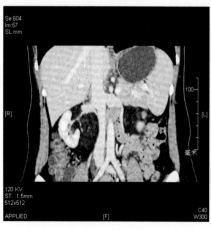

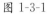

图 1-3-1

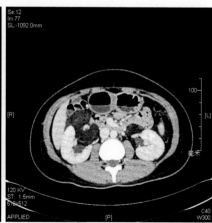

图 1-3-2

1.3.2　手术步骤

（1）打开右半结肠外侧腹膜（见图1-3-3）。

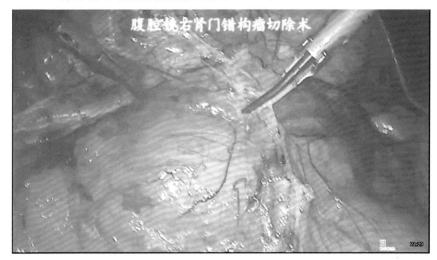

图 1-3-3

（2）在下腔静脉外侧游离错构瘤下界（见图1-3-4）。

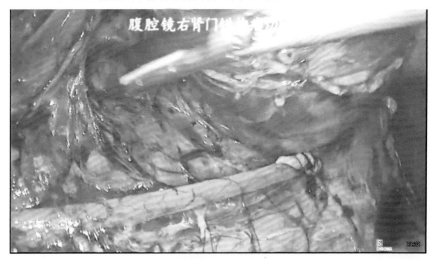

图 1-3-4

（3）注意游离显露和保护右输尿管（见图 1-3-5）。

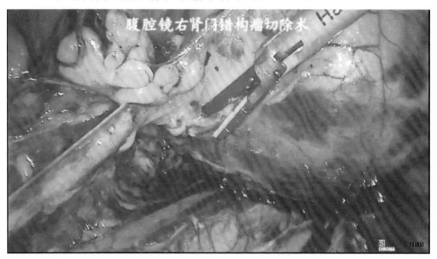

图 1-3-5

（4）在右性腺血管内侧分离错构瘤（见图 1-3-6）。

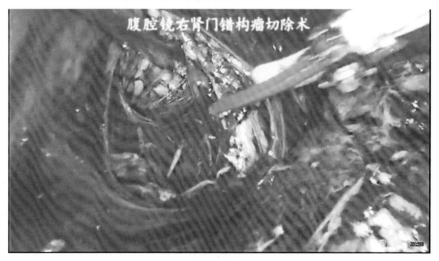

图 1-3-6

（5）在右肾静脉背侧分离错构瘤（见图 1-3-7）。

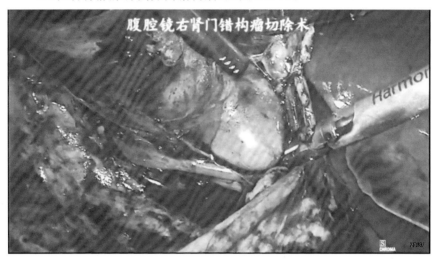

图 1-3-7

（6）临时阻断右肾动脉，以减少术中出血（见图 1-3-8）。

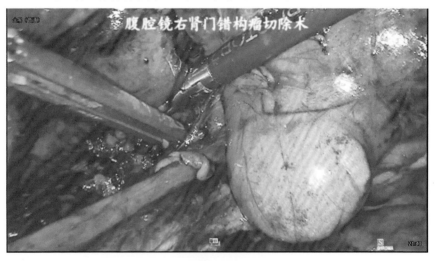

图 1-3-8

（7）分离错构瘤外侧界（见图 1-3-9）。

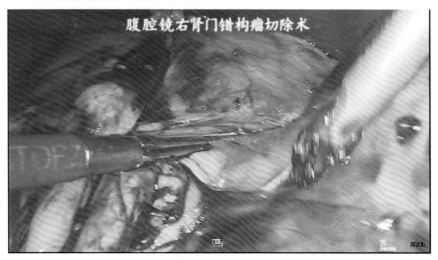

图 1-3-9

（8）分离错构瘤时注意保护肾静脉和肾动脉（见图 1-3-10）。

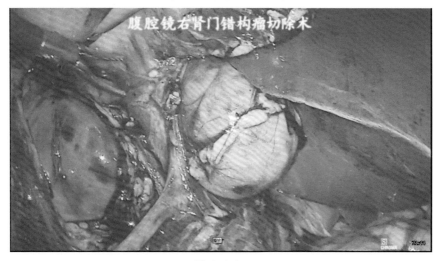

图 1-3-10

（9）钝性剥离右肾错构瘤（见图 1-3-11）。

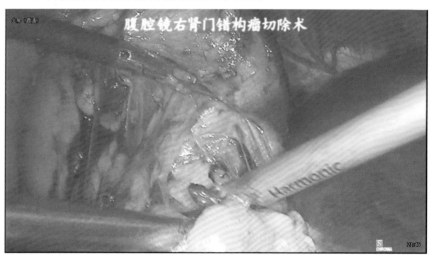

图 1-3-11

（10）创面临时填塞止血（见图 1-3-12）。

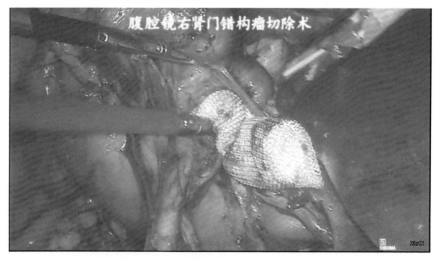

图 1-3-12

(11)撤除右肾动脉阻断夹(见图 1-3-13)。

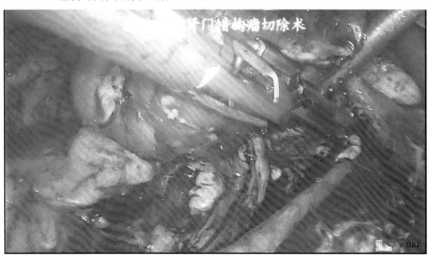

图 1-3-13

(12)创面充分止血(见图 1-3-14)。

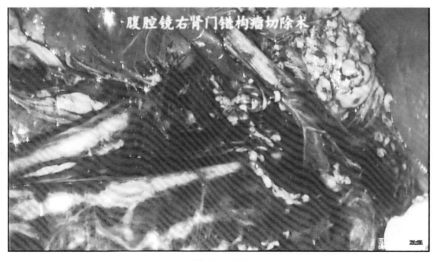

图 1-3-14

（13）缝合关闭右肾周筋膜（见图 1-3-15）。

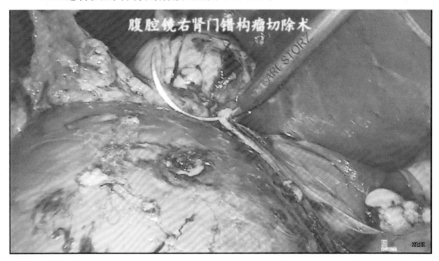

图 1-3-15

（14）创面填塞生物止血材料（见图 1-3-16）。

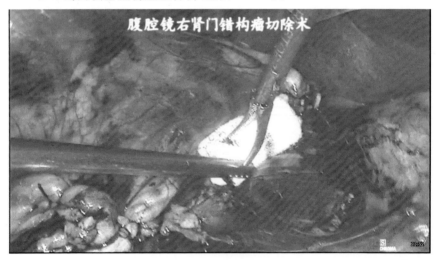

图 1-3-16

1.3.3　手术评述

肾门部大体积肿瘤的手术难度相对较大，我们积累了大量的机器人和腹腔镜（经腹腔入路）手术经验，已能成熟、安全地开展此类手术。该视频也完整展示了（经腹腔入路）腹腔镜行复杂肾门部肿瘤切除术的手术过程。该手术的特点和优势在于手术视野开阔，可以同时处理右肾多发错构瘤和肾囊肿,以及输尿管和肾静脉的免损伤保护性分离、肾错构瘤创面的免缝扎等。视频中同时标注重要解剖标志,以供(经腹腔入路)泌尿外科医生第一时间掌握手术要点。

术中应注意以下几个要点。

(1)注意输尿管和肾静脉的免损伤保护性分离。

(2)肾门错构瘤创面止血困难,一般采取止血材料充填加压等免缝扎技术,效果确切。

(3)可采取刮吸法切除肾门错构瘤。

(4)肾门错构瘤血供丰富,临时阻断肾动脉有利于减少术中出血。

1.4 机器人辅助腹腔镜下左肾部分切除术(肾门部良性肿瘤)

视频 1.4

1.4.1 病例资料

患者,中年女性,因"发现左肾肿物 1 个月"入院,无血尿,无腰痛,无发热,增强 CT 提示"左肾髓质区可见稍高密度肿块,大小约 44mm×37mm,增强扫描动脉期可见明显强化",磁共振提示"左肾富血供占位,乏脂肪血管平滑肌脂肪瘤较肾癌可能性大"。

1.4.2 术前准备

(1)术前常规进行血液化验,重要脏器影像学检查,术前肾脏增强 CT 或者 CTA 检查,MRI 检查(见图 1-4-1)。

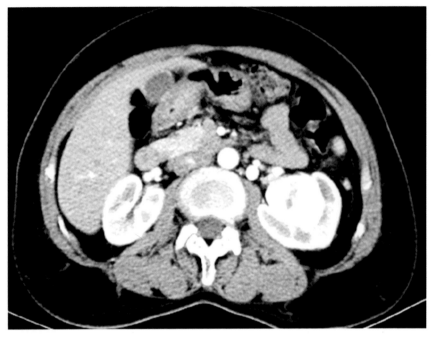

图 1-4-1

（2）术前常规备血，备 2U 红细胞、400mL 血浆。

1.4.3　手术方法

左侧输尿管支架管置入术＋机器人辅助腹腔镜左肾部分切除术。

（1）全身麻醉，气管插管。麻醉成功后，患者先取截石位，经尿道留置左侧输尿管支架管，导尿，改为右侧卧位，常规消毒铺巾。

（2）左侧腹直肌旁切开皮肤约 1cm，穿刺置气腹成功后（压力 15mmHg），进 12mm Trocar 及 30°机器人摄像头，在摄像监视下分别于左腋前线脐上 3cm、锁骨中线肋缘下置入 8mm Trocar，连接 1、2 号机械臂，分别置入机器人器械（Maryland 式双极分离钳、单极电剪）。于腹中线脐下 1cm、脐上 2cm 分别进 5mm、12mm Trocar，作为辅助孔。

（3）打开结肠旁沟侧腹膜，并将结肠推向内侧，显露肾周筋膜（见图 1-4-2）。

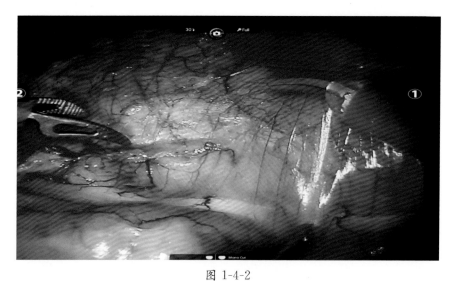

图 1-4-2

（4）打开肾周筋膜，充分游离肾脏（见图 1-4-3）。

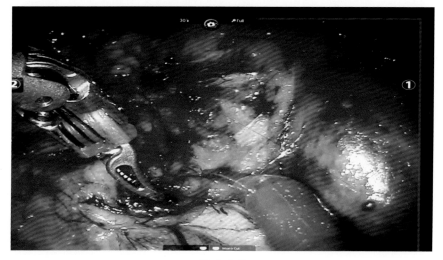

图 1-4-3

（5）仔细游离肾门，识别、游离被肿瘤顶起的肾动脉分支 3 支，同时游离肾门处肿物，根据所见形态及影像学，考虑为肾错构瘤。阻断肾动脉3 个分支（见图 1-4-4 和图 1-4-5）。

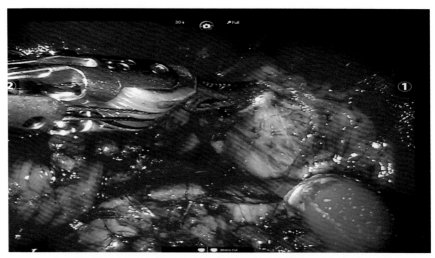

图 1-4-4

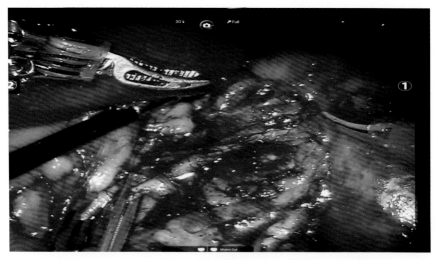

图 1-4-5

（6）完整剥除肿瘤。沿肿瘤假包膜，从各方向游离、剥除肿瘤。沿肾门横行切开肾实质 2cm，暴露肿瘤基底（见图 1-4-6 至图 1-4-9）。

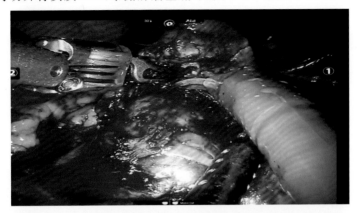

图 1-4-6

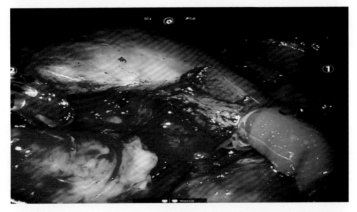

图 1-4-7

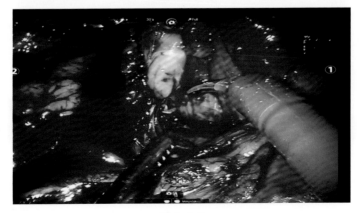

图 1-4-8

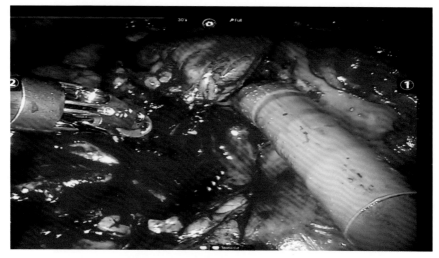

图 1-4-9

（7）用倒刺线兜底关闭创面，深部创面用可吸收止血纱布填塞、压迫（见图 1-4-10 和图 1-4-11）。

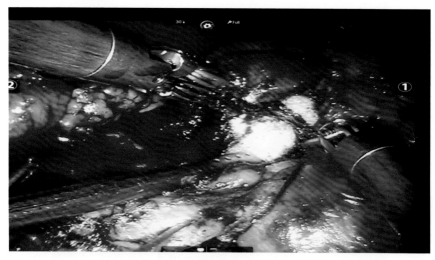

图 1-4-10

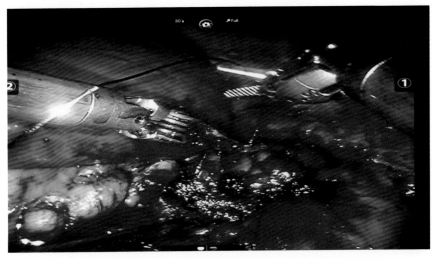

图 1-4-11

(8)解除肾动脉阻断后,肾门有少量渗血,予以止血纱布覆盖、适当压力局部压迫 15min,观察已无明显渗血(见图 1-4-12)。

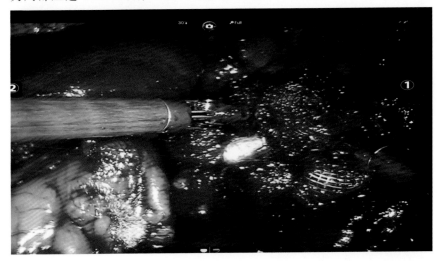

图 1-4-12

　　（9）关闭肾周筋膜，放置引流管（见图 1-4-13 和图 1-4-14）。

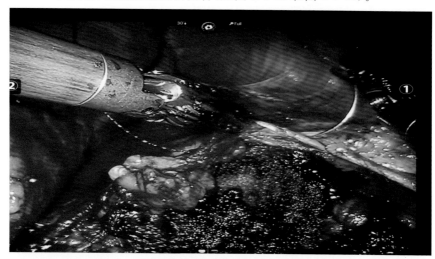

图 1-4-13

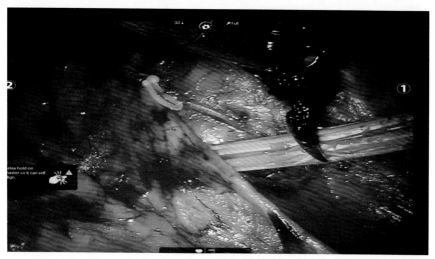

图 1-4-14

　　（10）将标本装入取物袋，适当延长辅助孔后取出，缝合各切口。

1.4.4　术后处理

　　术后保持引流管通畅。术后第 1 天进食半流质饮食。3 天后，拔除引流管，患者出院。术后无血尿、无活动性出血。

　　术后病理：肾错构瘤（平滑肌组织为主）。

1.4.5　手术评述

中央型肾肿瘤保留肾单位的手术难度大,但本案例考虑为肾脏血管平滑肌脂肪瘤(angiomyolipomas,AML),首选保肾手术。

围手术期应该注意以下问题。

(1)术前应行 CTA 检查,明确肾血管、集合系统与肿瘤的位置关系。术中应尽量识别肾动脉及其属支,避免损伤。动脉阻断应该彻底。若创面静脉性出血较多,影响视野,可以同时阻断肾静脉。

(2)本病例肿瘤位于肾门,有一定的损伤集合系统的风险,于腹腔镜术前先留置输尿管支架管,必要时术中可以注射亚甲蓝辨别有无集合系统损伤。

(3)本病例肿瘤基底创面位置较深,与肾血管和集合系统关系密切。传统的缝合可能损伤血管和集合系统,在保证集合系统无破损的前提下可以不缝合;有明显的血管断端可以双极电凝止血后,用止血纱压迫基底面;再对肾脏实质予以全层倒刺线缝合,起到进一步压迫基底层止血的作用。

1.5　机器人辅助腹腔镜下右肾部分切除术(良性肿瘤)

视频 1.5

1.5.1　病例资料

患者,中年女性,因"体检发现双肾错构瘤 10 天"入院。肾脏增强 CT 提示"双肾可见多发结节、肿块影,内含脂肪密度影,较大的病灶位于右肾中下极,直径约 55mm×48mm,形态不规则"。

全麻下行达芬奇腹腔镜右肾部分切除术,手术分离右肾周围,见右肾下极肿瘤,游离肿瘤至肾门内,阻断肾蒂 14min,完整剜除肿瘤,肾脏成型顺利。

1.5.2　术前准备

(1)术前常规进行血液化验和重要脏器影像学检查。术前肾脏 CT 结果见图 1-5-1。

(2)术前常规备血。

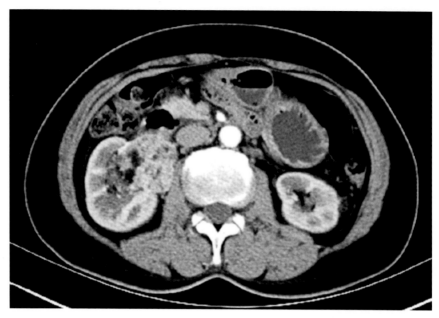

图 1-5-1

1.5.3　手术方法

（1）全身麻醉，气管插管。麻醉成功后，导尿，患者取左侧卧位，常规消毒铺巾。

（2）右侧腹直肌旁切开皮肤约 1cm，穿刺置气腹成功后（压力15mmHg），进 12mm Trocar 及腹腔镜，在摄像监视下分别于锁骨中线肋缘下、腋前线脐下 4cm 处置入 8mm Trocar，装机械臂 1、2 号臂，分别置入机器人器械（Maryland 式双极分离钳、单极电剪）。于腹中线脐上 2cm 处进 12mm Trocar，作为辅助孔。

（3）打开结肠旁沟侧腹膜，并将结肠推向内侧（见图 1-5-2 和图1-5-3）。

（4）打开肾周筋膜，充分游离肿瘤及肾脏，注意保护肾门及肾下极的输尿管（见图 1-5-4 至图 1-5-7）。

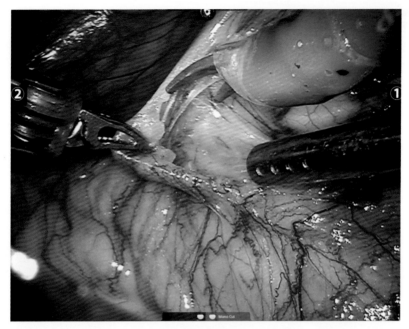

图 1-5-2

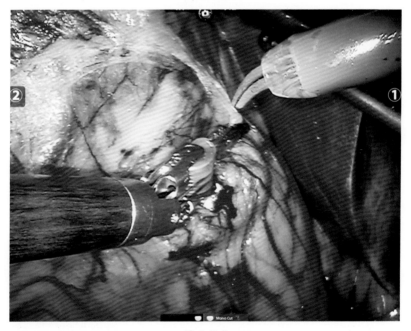

图 1-5-3

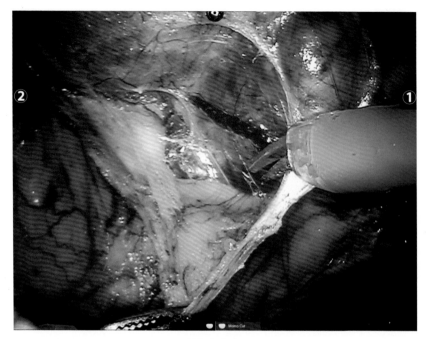

图 1-5-4

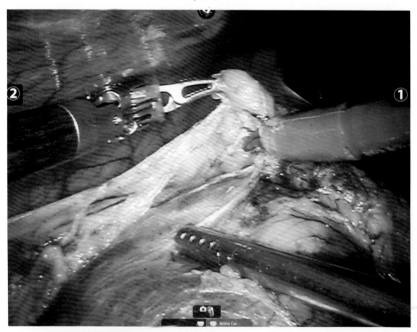

图 1-5-5

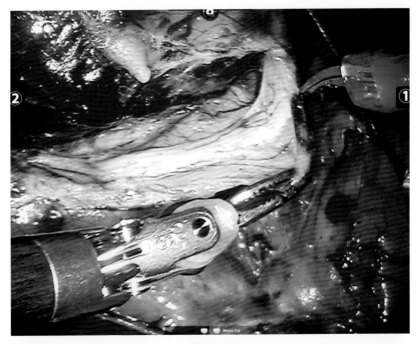

图 1-5-6

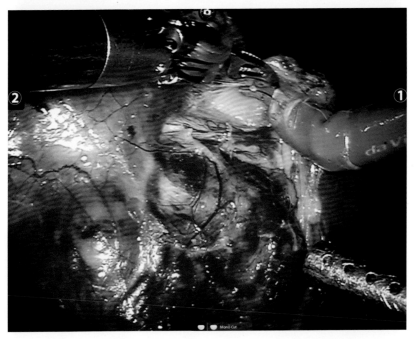

图 1-5-7

（5）游离肾门，根据 CT 及搏动位置，在下腔静脉内侧找到肾动脉2 支，用阻断钳分别阻断（见图 1-5-8 至图 1-5-10）。

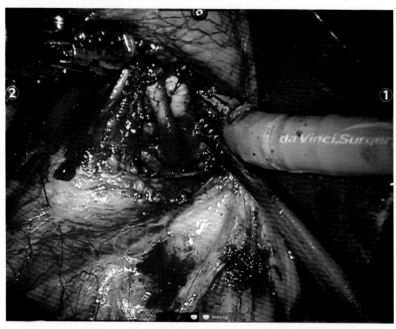

图 1-5-8

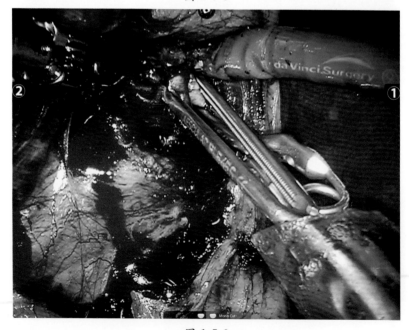

图 1-5-9

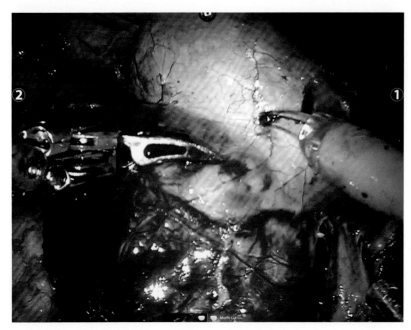

图 1-5-10

（6）沿肿瘤边界，用剪刀剪除肿瘤，遇到肿瘤血管用 Hem-o-lock 夹闭。注意保护集合系统（见图 1-5-11 至图 1-5-16）。

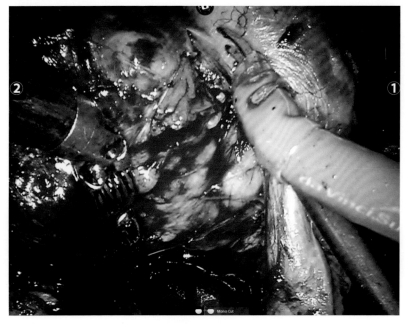

图 1-5-11

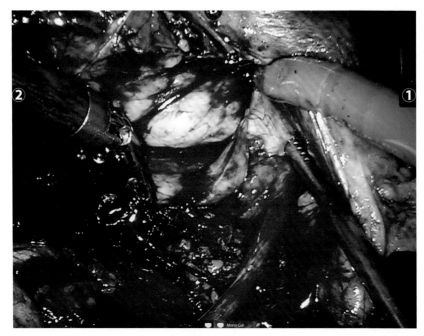

图 1-5-12

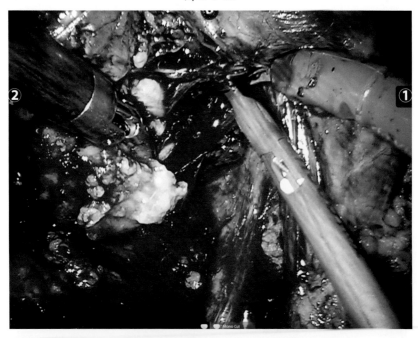

图 1-5-13

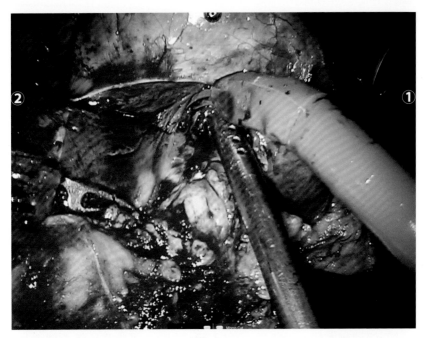

图 1-5-14

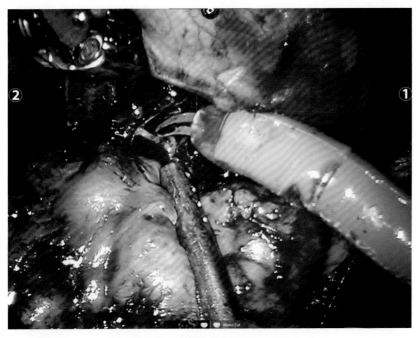

图 1-5-15

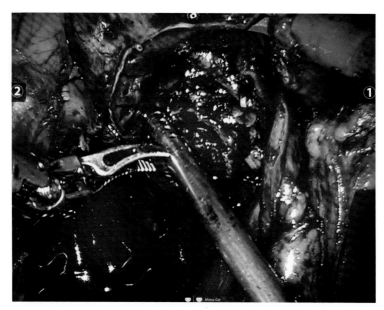

图 1-5-16

（7）遇到较大的血管断端，予以夹闭。用 3-0 可吸收线缝合创面基底层后，尽早解除阻断。用 2-0 倒刺线连续缝合创面外层。用少量止血纱填塞。应用 Hem-o-lock 减少倒刺线对肾实质的切割，增加创面的缝合力度（见图 1-5-17 至图 1-5-21）。

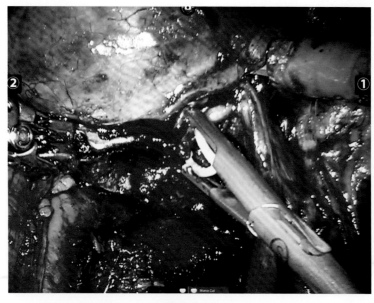

图 1-5-17

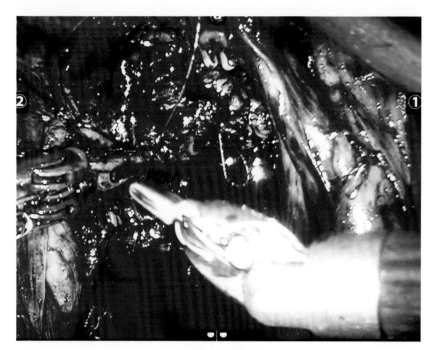

图 1-5-18

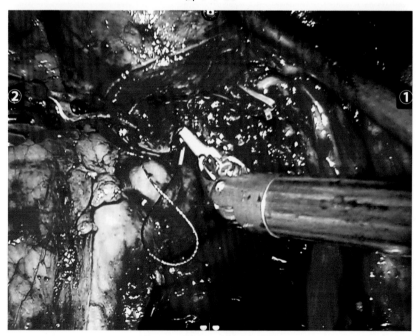

图 1-5-19

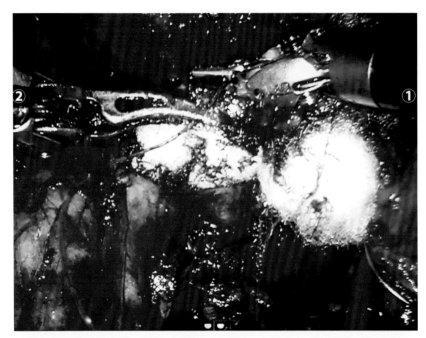

图 1-5-20

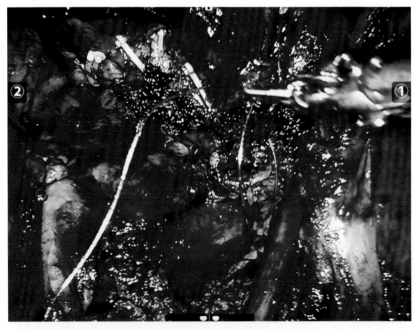

图 1-5-21

(8)观察无活动性出血后,缝合肾周筋膜、固定肾脏(见图 1-5-22 和图 1-5-23)。

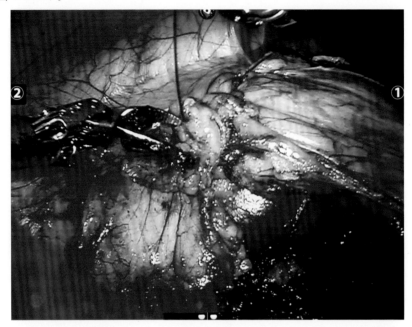

图 1-5-22

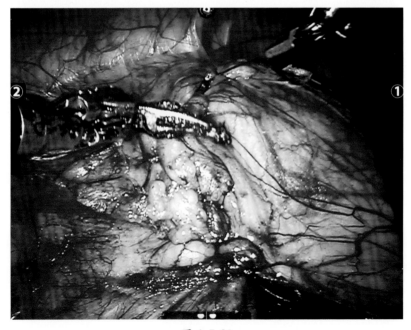

图 1-5-23

（9）在肾周放置引流管,用取物袋取出标本（见图1-5-24）。

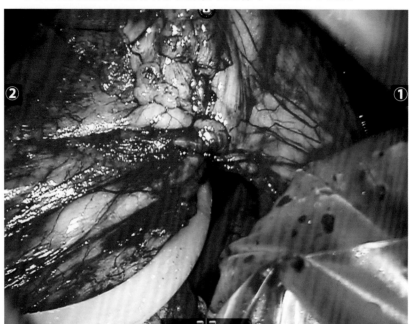

图 1-5-24

1.5.4　术后处理

术后,患者卧床休息1天,逐渐增加活动。保持引流管通畅。术后第1天,进食半流质饮食。

术后病理:肾血管平滑肌脂肪瘤。

1.5.5　手术评述

对于体积较大、位置较深的肾肿瘤,保留肾单位的手术具有一定挑战性,尤其是肾门附近的肿瘤。另外,还需要注意对血管、集合系统的影响。

术前应确认肾动脉分支情况,尽量保证阻断效果,减少创面出血,保证缝合的可靠性。

术中应充分游离肾脏,游离范围应远大于肾肿瘤的范围,以保证切除肿瘤时肾脏可以往各个方向活动,便于切除、缝合等动作灵活进行。

在缝合好创面基底层时,如缝合可靠,可以尝试解除肾动脉的阻断,再继续缝合创面的外层,这样可以缩短肾脏的热缺血时间。对于难度大的手术,这种操作对保护肾功能具有较重要的意义。

1.6　机器人辅助腹腔镜右肾癌根治＋下腔静脉癌栓取出术

1.6.1　病例介绍

患者,中年男性,因"体检发现右肾肿瘤 1 个月"入院,无血尿,无腰痛,无发热,增强 CT 提示"右肾巨大占位,伴下腔静脉癌栓(Mayo 分级 Ⅱ级)"(见图 1-6-1 至图 1-6-3)。

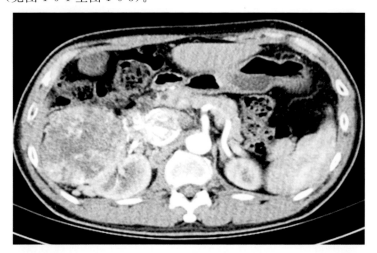

图 1-6-1

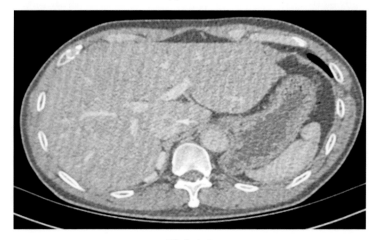

图 1-6-2

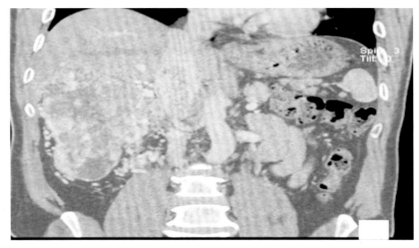

图 1-6-3

1.6.2　术前准备

（1）考虑患者肿瘤较大，局部分支血管形成，为减少术中出血，行新辅助靶向治疗，口服舒尼替尼 3 个月后行手术切除。

（2）术前备红细胞 6U、血浆 600mL。

1.6.3　手术方法

机器人辅助腹腔镜右肾癌根治＋下腔静脉癌栓取出术。

（1）全身麻醉，气管插管，麻醉成功后，取左侧卧位，常规消毒铺巾。

（2）左侧腹直肌旁切开皮肤约 1cm，穿刺置气腹成功后（压力 15mmHg），进 12mm Trocar 及 30°机器人摄像头，在摄像监视下置入 3 个 8mm Trocar，连接 1、2、3 号机械臂，分别置入机器人器械（Maryland 式双极分离钳、单极电剪、无损钳）。于腹中线脐下 1cm、脐上 2cm 处分别进 1 个 12mm Trocar，作为辅助孔。

（3）游离十二指肠，找到下腔静脉作为解剖标记（见图 1-6-4）。

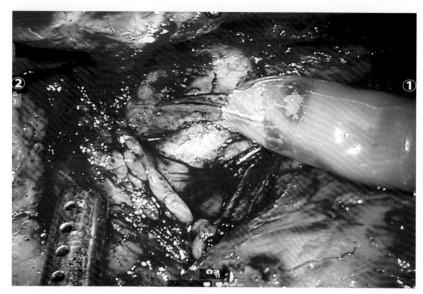

图 1-6-4

（4）推开十二指肠，沿下腔静脉找到右肾静脉，在右肾静脉下方找到肾动脉，充分游离后，夹闭肾动脉后离断（见图 1-6-5 至图 1-6-7）。

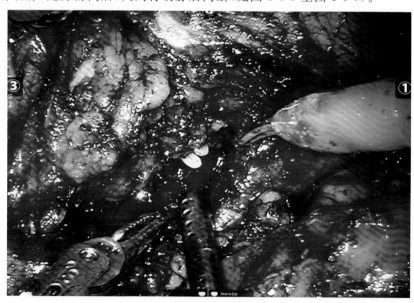

图 1-6-5

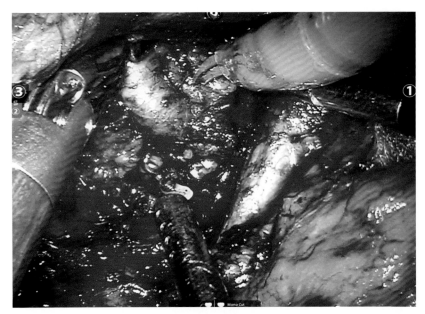

图 1-6-6

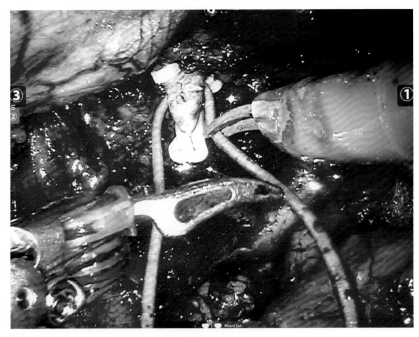

图 1-6-7

　　(5)沿下腔静脉向近心端游离至右侧肾上腺中央静脉,夹闭后离断(见图 1-6-8)。

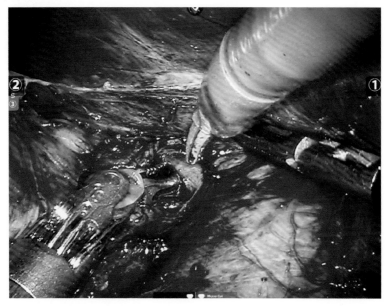

图 1-6-8

　　(6)充分游离癌栓以上的下腔静脉,使用血管彩带穿过下腔静脉后备用(见图 1-6-9)。

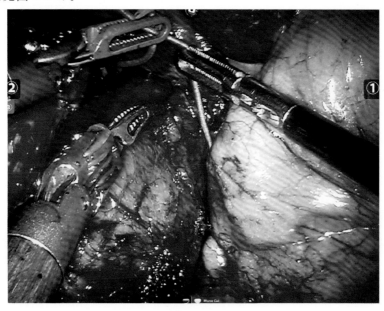

图 1-6-9

　　(7)于下腔静脉下方找到左肾静脉,充分游离后用血管彩带穿过左肾静脉备用(见图 1-6-10)。

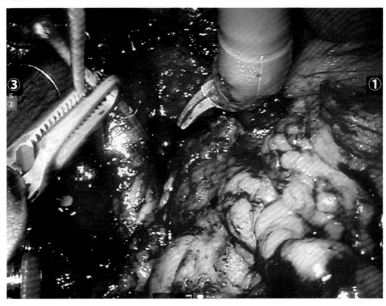

图 1-6-10

　　(8)于癌栓下方充分游离下腔静脉,使用血管彩带穿过下腔静脉备用(见图 1-6-11)。

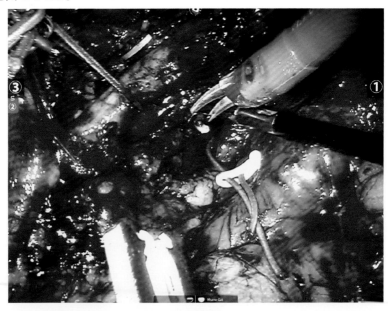

图 1-6-11

(9)分离右肾及肿瘤(见图 1-6-12 至图 1-6-14)。

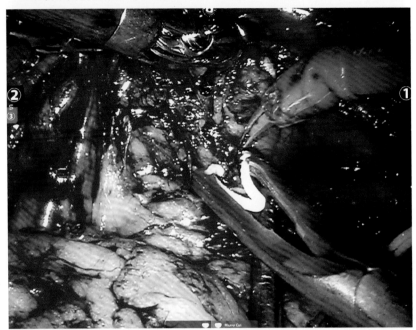

图 1-6-12

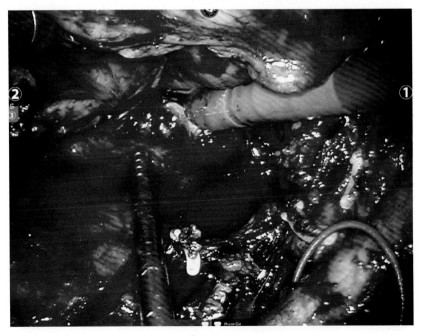

图 1-6-13

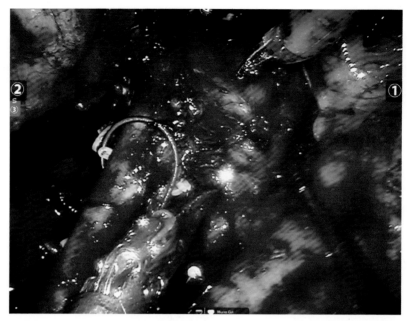

图 1-6-14

（10）分别于左肾静脉、癌栓下方下腔静脉以及癌栓上方下腔静脉血管彩带处用血管阻断钳阻断（见图 1-6-15 至图 1-6-17）。

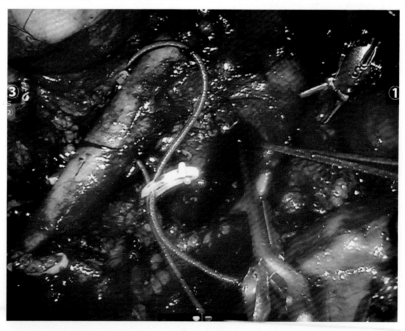

图 1-6-15

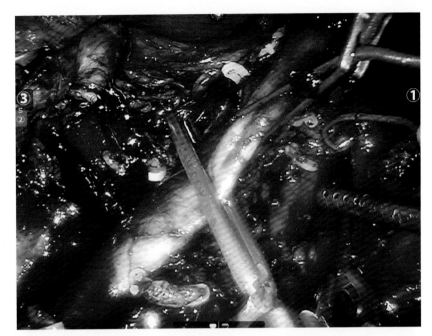

图 1-6-16

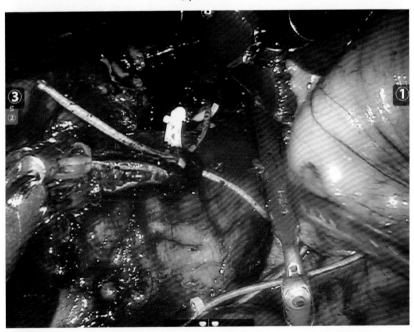

图 1-6-17

　　(11)纵行剖开下腔静脉,完整取出癌栓,同时切除部分血管壁(见图1-6-18和图1-6-19)。

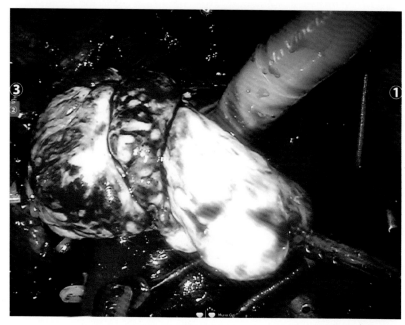

图 1-6-18

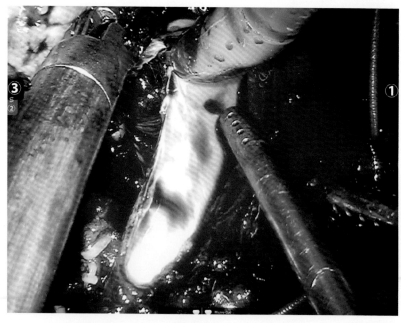

图 1-6-19

（12）用血管缝线连续缝合下腔静脉，同时用肝素溶液冲洗（见图 1-6-20）。

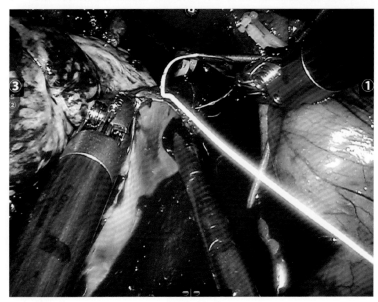

图 1-6-20

（13）在缝合完成前，打开下腔静脉下方的阻断钳排气；打结后，打开上方阻断钳及左肾静脉阻断钳，检查有无活动性出血，加强缝合（见图 1-6-21 和图 1-6-22）。

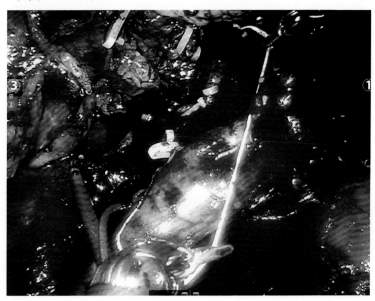

图 1-6-21

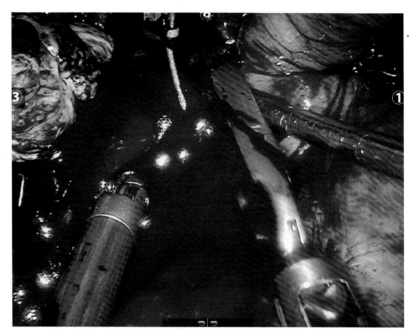

图 1-6-22

（14）使用取物袋取出标本，检查创面止血，放置引流管（见图 1-6-23 和图 1-6-24）。

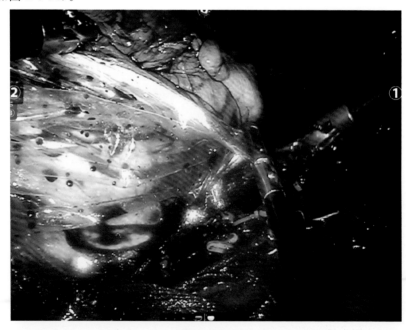

图 1-6-23

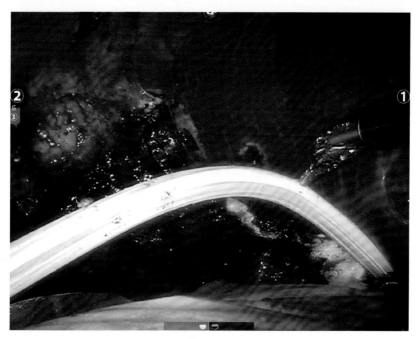

图 1-6-24

1.6.4 术后处理

术后保持引流管通畅。术后第 1 天，患者进食流质饮食；术后第 4 天，拔除引流管；术后第 5 天，患者出院。术后无血尿、无活动性出血。

术后病理（右肾肿瘤根治切除标本）：透明细胞肾细胞癌（11cm×8.5cm），WHO/ISUP 核分级为 3 级，肿瘤侵犯肾盂及输尿管，肾静脉内可见癌栓形成，癌栓延伸至下腔静脉，自检输尿管切缘阴性。病理分期（第八版 AJCC）：pT_{3b} 期。

术后未予以靶向治疗。随访 1 年，患者恢复较好，肿瘤未复发。

1.6.5 手术评述

肾癌伴下腔静脉癌栓的手术步骤复杂，手术难度大，出血风险高，对手术者及助手要求高。

围手术期应该注意以下问题。

（1）术前应行 CTV 检查，明确癌栓级别，组织多学科讨论。Ⅱ级以下的癌栓不需要游离肝脏及控制肝脏血管。有条件的，需要行静脉造影，以了解静脉侧支循环形成情况。如术中无法剥除癌栓，可以行下腔静脉节段切除。

（2）行机器人下腔静脉癌栓切除术，需要两个辅助孔，准备两个吸引器，需要助手熟练配合。

（3）关于是否行辅助靶向治疗，目前仍有争议。大部分学者认为靶向治疗能在一定程度上缩小肿瘤，特别是缩短癌栓的长度，达到降级、降期的作用，为患者争取手术时机，但其对患者整体生存率并无明显益处；也有部分学者认为靶向治疗会加重肿瘤与周围组织的粘连，在一定程度上增加手术难度。笔者认为，关于是否予以靶向治疗，应根据手术者的经验和患者的实际情况综合考虑：若肿瘤能够一期切除，则不需要术前靶向辅助治疗；若一期切除肿瘤困难，则建议先予以靶向治疗。

（4）关于术前是否需要介入栓塞肾动脉，一般认为左侧肾肿瘤伴癌栓需要术前介入栓塞肾动脉，而右侧肾肿瘤伴癌栓一般不需要介入栓塞。但对于首次进行该手术的手术者，建议术前栓塞，可以减少术中出血，提高手术成功率。

（5）术中需要优先游离并控制肾动脉，减少出血。若肾门血管丰富，下腔静脉外侧游离肾动脉困难，则可在下腔静脉与腹主动脉之间找到肾动脉并夹闭。

第2章 膀胱肿瘤 —————————

2.1 完全机器人下膀胱根治性切除加回肠膀胱术(扩大淋巴清扫)

视频 2.1

2.1.1 病史资料

患者,男性,75 岁,因"无痛性肉眼血尿 2 周"入院。入院后,CT 检查提示膀胱右侧顶壁肿块(见图 2-1-1),大小约为 4cm×3cm×3cm。经尿道膀胱肿瘤电切后病理提示"膀胱神经内分泌癌",临床分期为 $T_2N_xM_0$。明确病理后给予全身化疗 3 个周期,再行完全机器人下扩大淋巴结清扫加膀胱根治性切除加回肠膀胱术。

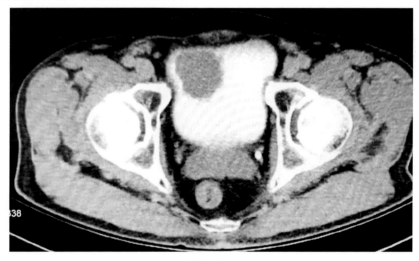

图 2-1-1

2.1.2　手术步骤

（1）穿刺套管放置

患者取仰卧、头低脚高/截石位。将监视器置于患者两下肢之间，手术者立于患者左侧，助手立于患者右侧。采用气腹针穿刺入腹腔建立气腹。穿刺套管（Trocar）放置常采用 5 孔操作：首先在脐上缘 3cm 处做切口，建立气腹，置入 12mm Trocar，然后在腹腔镜的监视下分别于左、右腹直肌旁及左右髂前上棘水平穿刺置入其余 4 个 Trocar（见图 2-1-2）。

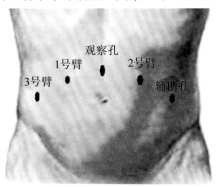

图 2-1-2

（2）扩大淋巴结清扫

扩大淋巴结清扫示意见图 2-1-3。

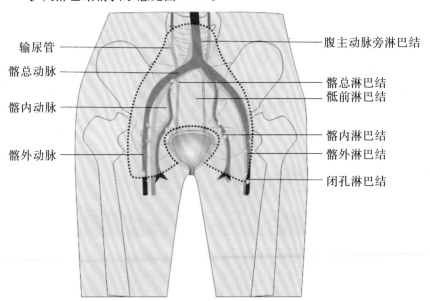

图 2-1-3

①在髂总动脉分叉处切开腹膜,沿右髂外血管纵行剖开纤维脂肪组织,自髂总动脉分叉处直至旋髂动脉,分离动脉外膜与淋巴组织,直至完全显露髂外动、静脉(见图 2-1-4)。

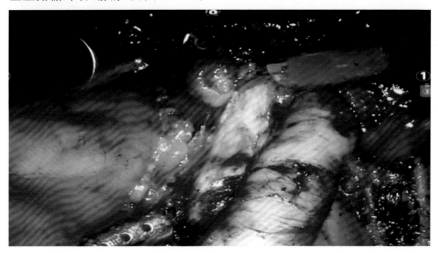

图 2-1-4

②在髂外动、静脉的远侧,分别结扎、切断旋髂动、静脉。

③将表浅的脂肪和淋巴组织向下牵拉分离。

④将髂血管旁的淋巴组织钝性分离,直至全部清除髂血管外组淋巴结,上界为髂外动脉上缘,下界为髂外静脉下缘,头侧为髂总动脉分叉,尾侧为腹股沟管附近的 Cloquet 淋巴结。在处理盆腔壁时,需注意防止损伤与髂血管并行的生殖股神经。

⑤清扫髂血管内组淋巴结,边界上缘是闭孔神经,下缘是前列腺神经血管束的外侧缘,头侧是输尿管,尾侧是闭孔。应在髂腰肌的侧面与髂内动脉之间剥离髂血管内侧的淋巴组织,包括髂内动脉所有分支到髂总动脉分叉的淋巴组织。沿上述闭孔神经从顶部向下清扫,直到闭孔及前列腺神经血管束。清除髂内血管各分支周围淋巴结与骨盆的整个接触面的所有结缔组织和小淋巴管。注意在显露髂血管内侧的盆腔壁时,应清晰看到闭孔神经和闭孔动脉,将闭孔动脉挑起后结扎和切断(见图 2-1-5)。

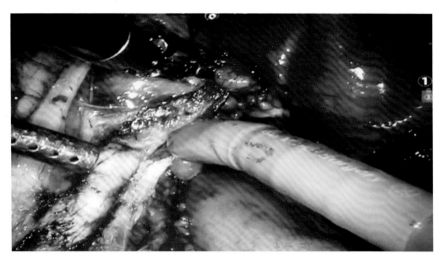

图 2-1-5

⑥清扫闭孔区淋巴结上缘是髂外静脉,下缘是闭孔神经,头侧为髂总静脉分叉,尾侧为髂外静脉下缘与耻骨之间。确认髂外静脉,沿其外筋膜丛向下切开,切口线延伸到髂外静脉与耻骨(Cooper 韧带)交叉。沿静脉下缘边界将纤维淋巴脂肪组织剥除,直接分离静脉壁外膜和侧面骨盆壁。从静脉下方清扫至盆壁闭孔肌肉。在清除闭孔组淋巴结时,特别要注意防止损伤进入的闭孔神经(见图 2-1-6)。

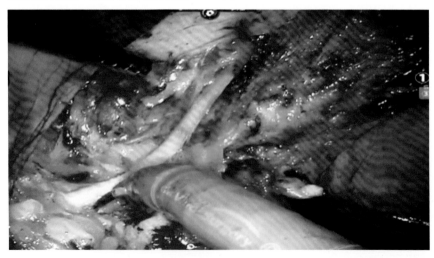

图 2-1-6

⑦清扫骶前淋巴结组织,扩大淋巴结清扫应包括骶前淋巴结(见图2-1-7)。

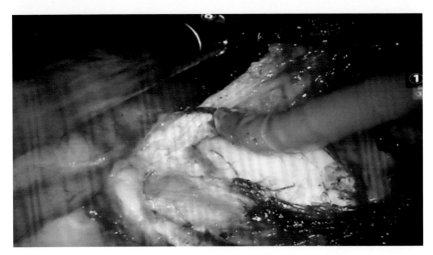

图 2-1-7

（3）膀胱根治性切除的手术方法

①分离右侧输尿管（见图 2-1-8）：在右侧髂总动脉分叉处用超声刀纵行切开腹膜，分离出右侧输尿管，注意尽量保留输尿管周围组织，以保护好输尿管血供。沿输尿管切开腹膜，沿输尿管周围层面分离，近端分离至髂血管平面上 5cm 左右，远端分离至输尿管膀胱入口处，在近输尿管膀胱入口处可见右侧输精管于输尿管内侧跨过，可予以超声刀离断右侧输精管，继续向下分离至输尿管末端，予以两枚锁扣夹结扎输尿管远端，在两枚锁扣夹之间用剪刀剪断右侧输尿管，并剪取部分输尿管末端组织送快速病理检查。同法游离出左侧输尿管中下段，并经腹膜后牵拉至右侧髂血管处。

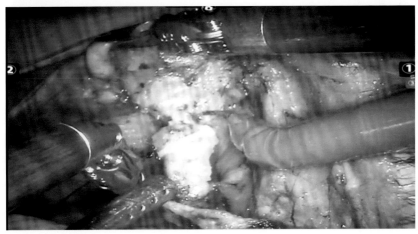

图 2-1-8

②分离双侧输精管及精囊腺(见图 2-1-9)：提起右侧输精管远端，沿右侧输精管平面用超声刀向道格拉斯窝(Douglas)方向分离，在输精管的外下方可见右侧精囊腺，予以无损伤钳提起精囊腺，用超声刀分离精囊腺周围组织，注意在精囊腺外侧缘的精囊动脉，可以用超声刀止血挡封闭精囊动脉。在道格拉斯窝上方 1～2cm 处向左侧横行切开腹膜，沿右侧输精管平面向左侧分离，可分离出左侧输精管，同右侧分离方法分离出左侧输精管及精囊腺至根部。

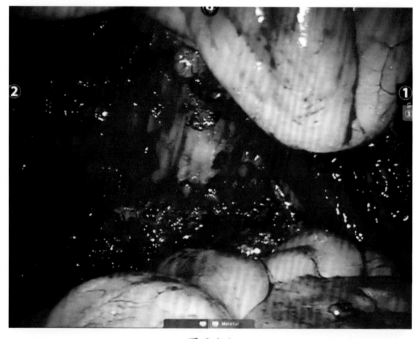

图 2-1-9

③打开狄氏筋膜(见图 2-1-10)：提起双侧输精管及精囊腺，使狄氏筋膜绷紧，贴着前列腺打开狄氏筋膜，用超声刀向两侧及前列腺尖部钝性分离前列腺与直肠间的间隙。

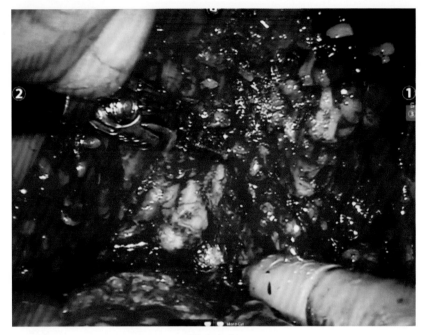

图 2-1-10

④分离膀胱右侧壁(见图 2-1-11)：沿右侧输精管用超声刀打开腹膜至内环口处，然后沿脐动脉韧带转向上分离至膀胱顶部。沿脐动脉外侧无血管平面向远端分离至盆底，暴露前列腺盆底筋膜；沿脐动脉向上分离暴露右侧髂内动脉主干，彻底显露膀胱右侧韧带。

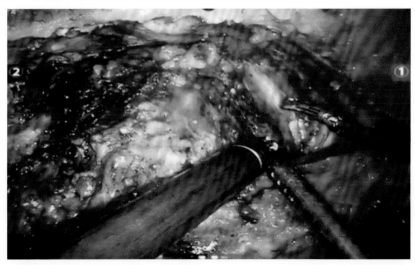

图 2-1-11

　　⑤离断膀胱右侧韧带（见图 2-1-12）：用锁扣夹于脐动脉起始部结扎离断脐动脉及膀胱上动脉，用无损伤钳提起右侧精囊腺，用锁扣夹或血管闭合系统结扎离断膀胱侧韧带至盆底。

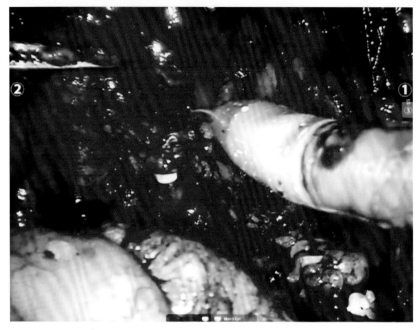

图 2-1-12

　　⑥左侧分离：同右侧处理方法分离出左侧输尿管（见图 2-1-13）、左侧输精管、精囊腺，并离断左侧膀胱侧韧带，完全分离膀胱侧壁及后壁组织。

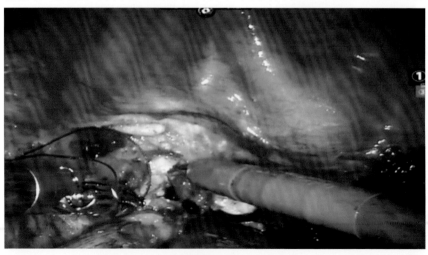

图 2-1-13

　　⑦分离膀胱前壁（见图 2-1-14）：从左侧或右侧用超声刀横行离断内侧脐韧带（脐动脉韧带）、脐正中韧带，避免损伤膀胱，然后沿骨盆壁向远端分离耻骨后膀胱间隙，暴露耻骨前列腺韧带及阴茎背浅静脉，用双极电凝电凝阴茎背浅静脉后离断，分离过程中尽量贴着盆壁肌层组织进行，可减少出血。

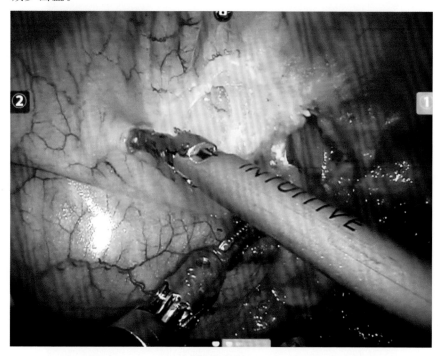

图 2-1-14

　　⑧打开盆底筋膜：沿右侧盆底筋膜外侧缘打开，注意避免紧贴前列腺，分离右侧前列腺周围间隙（见图 2-1-15），尽量靠近骨盆离断耻骨前列腺韧带，显露前列腺尖部，暴露尿道前列腺窝，阴茎背静脉复合体可先不缝扎（待前列腺及膀胱切除后用 4-0 倒刺线缝扎止血）。同法打开左侧盆底筋膜。

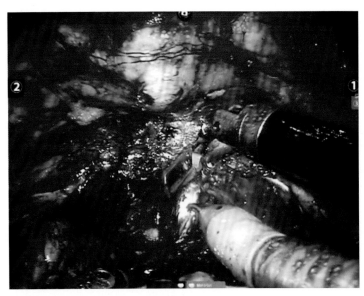

图 2-1-15

⑨离断前列腺侧韧带（见图 2-1-16）：提起右侧精囊腺，紧贴前列腺，沿前列腺直肠间隙，用锁扣夹或者血管闭合系统离断右侧前列腺侧韧带至前列腺尖部，注意避免损伤直肠，如果粘连明显，则可以用剪刀紧贴前列腺剪开前列腺直肠间隙。如果患者准备做原位新膀胱，那么要注意尽量保留血管神经束及尿道周围的支撑组织。同法离断左侧前列腺侧韧带。

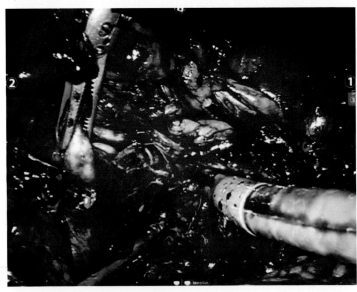

图 2-1-16

⑩离断尿道（见图 2-1-17）：用超声刀离断前列腺尖部，钝性加锐性分离显露尿道。如果准备做原位新膀胱，那么需尽可能保留足够长的尿道；如果不做原位新膀胱，则尽量低位切除尿道，并将远端尿道封闭。将保留导尿管撤出，用锁扣夹于前列腺尖部结扎，完全封闭尿道近端，离断尿道，完整切除膀胱及前列腺。将标本装入取物袋后检查创面，确认有无活动性出血及直肠损伤等。

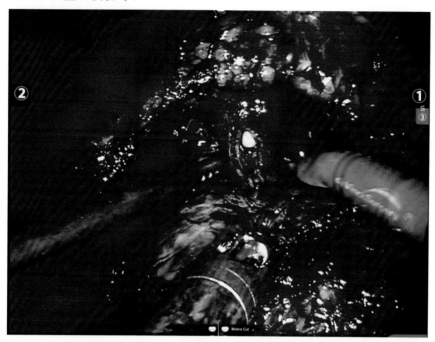

图 2-1-17

（4）全腔内回肠膀胱术的方法

①制备回肠膀胱通道：在距离回盲部 15cm 处截取约 15cm 回肠制备回肠膀胱通道。将远端和近端肠管重叠交错，重叠部分回肠段对系膜缘行肠管侧侧吻合。用直线切割闭合器闭合，恢复回肠的连续性（见图 2-1-18）。

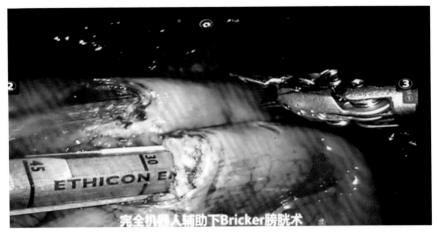

图 2-1-18

　　②种植双侧输尿管：将取好的回肠膀胱近心端封闭，将双侧的输尿管间距 3cm 分别种植在回肠膀胱通道上（见图 2-1-19）。在双侧的输尿管内均置入 F6 单 J 管引流尿液。

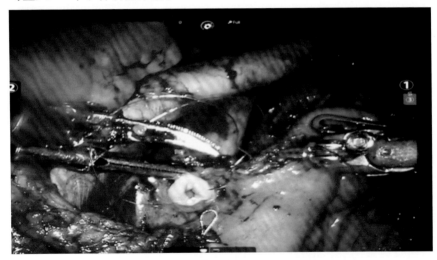

图 2-1-19

　　③回肠膀胱造口：将右腹直肌旁平脐的 Trocar 孔扩大至直径1.5cm，用 4 号丝线缝合腹膜和腹直肌前鞘（约 6 针）完成腹壁造口，将回肠膀胱通道的远心端以及两根单 J 管从造口处拉出体外（见图 2-1-20），并用4 号丝线妥善固定于腹壁上。

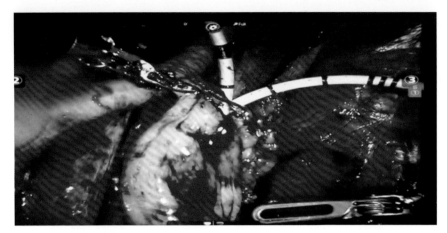

图 2-1-20

2.1.3　手术述评

完全腔镜下尿流改道行回肠膀胱通道术,操作相对简单,技术要求不高,尤其在机器人辅助腹腔镜下缝合操作更加简单。完全腔镜下尿流改道可减少术中非显性失水,避免肠道暴露,胃肠道及感染并发症的发生率较低。同时,可以减少对输尿管中下段的游离(尤其有利于左侧),对血供保护有较大益处,避免因输尿管末端缺血而导致的输尿管狭窄。同时,还可以将双侧输尿管及回肠膀胱通道从腹膜外牵拉至右侧腹壁造口,从而较好地避免内疝形成及肠梗阻的并发症。

2.2　完全机器人下膀胱根治性切除加双侧输尿管 Y 形吻合单侧皮造口术

视频 2.2

2.2.1　病例资料

患者,男性,85 岁,BMI 32,因"膀胱肿瘤多次复发,再发血尿 2 周"入院。多次电切术后病理报告均提示膀胱高级别非浸润性尿路上皮癌。此次入院后,CT 检查提示膀胱内多发肿块(见图 2-2-1),膀胱镜复查亦见膀胱内多发肿块,最大的约为 3cm×2cm×2cm。临床分期为 $T_2N_0M_0$。

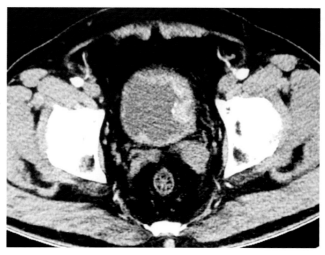

图 2-2-1

2.2.2　手术步骤

(1)穿刺套管放置

患者取仰卧、头低脚高/截石位。将监视器置于患者两下肢之间,主刀医生立于患者左侧,助手立于患者右侧。气腹建立可采取气腹针技术,穿刺套管(Trocar)放置常采用 5 孔操作:首先,在脐下缘处做切口,建立气腹,置入 12mm Trocar;然后,在观察镜的监视下分别于左、右腹直肌旁及左右髂前上棘水平穿刺置入其余 4 个 Trocar(见图 2-2-2)。

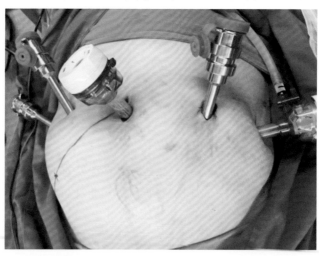

图 2-2-2

（2）淋巴结清扫

标准淋巴结清扫见图 2-2-3。

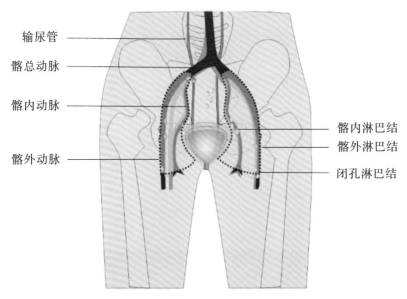

输尿管

髂总动脉

髂内动脉

髂外动脉

髂内淋巴结

髂外淋巴结

闭孔淋巴结

图 2-2-3

　　①在髂总动脉分叉处切开腹膜，沿右髂外血管纵行剖开纤维脂肪组织，自髂总动脉分叉处直至旋髂动脉，分离动脉外膜与淋巴组织，直至完全显露髂外动静脉（见图 2-2-4）。

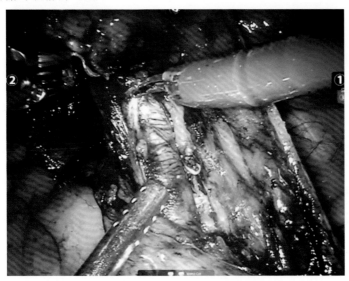

图 2-2-4

②在髂外动、静脉的远侧,分别结扎、切断旋髂动、静脉。

③将表浅的脂肪和淋巴组织向下牵拉分离。

④将髂血管旁的淋巴组织钝性分离,直至髂血管外组淋巴结全部清除,上界为髂外动脉上缘,下界为髂外静脉下缘,头侧为髂总动脉分叉,尾侧为腹股沟管附近的 Cloquet 淋巴结。在处理盆腔壁时,需注意防止损伤与髂血管并行的生殖股神经。

⑤清扫髂血管内组淋巴结,边界上缘是闭孔神经,下缘是前列腺神经血管束的外侧缘,头侧是输尿管,尾侧是闭孔。剥离髂血管内侧的淋巴组织,应在髂腰肌的侧面与髂内动脉之间,包括髂内动脉所有分支到髂总动脉分叉的淋巴组织。沿上述闭孔神经从顶部向下清扫,直至闭孔及前列腺神经血管束。清除髂内血管各分支周围淋巴结与骨盆的整个接触面的所有结缔组织和小淋巴管。注意在显露髂血管内侧的盆腔壁时,应清晰看到闭孔神经和闭孔动脉,将闭孔动脉挑起后结扎和切断(见图 2-2-5)。

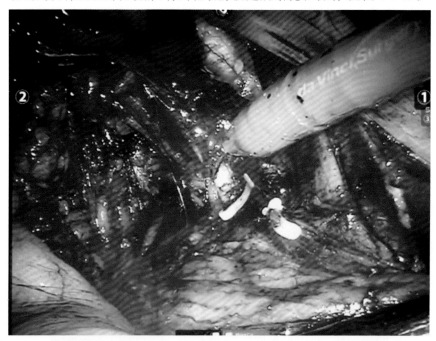

图 2-2-5

⑥清扫闭孔区淋巴结,上缘是髂外静脉,下缘是闭孔神经,头侧为髂总静脉分叉,尾侧为髂外静脉下缘与耻骨之间。确认髂外静脉,沿其外筋膜纵向下切开,切口线延伸到髂外静脉与耻骨(Cooper 韧带)交叉。沿静

脉下缘边界剥除纤维淋巴脂肪组织,直接分离静脉壁外膜与侧面骨盆壁。在静脉下方清扫至盆壁闭孔肌肉。在清除闭孔组淋巴结时,特别要注意防止损伤闭孔神经(见图 2-2-6)。

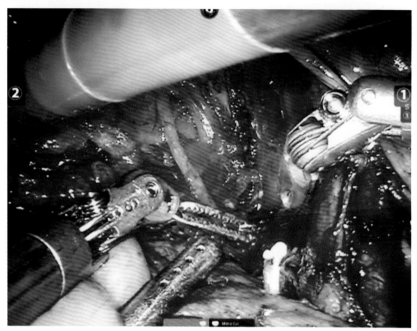

图 2-2-6

(3)膀胱根治性切除的手术方法

①分离右侧输尿管(见图 2-2-7):在右侧髂总动脉分叉处用超声刀纵行切开腹膜,分离出右侧输尿管,注意尽量保留输尿管周围组织以保护好输尿管血供。沿输尿管切开腹膜,沿输尿管周围层面分离,近端分离至髂血管平面上 5cm 左右,远端分离至输尿管膀胱入口处,在近输尿管膀胱入口处可见右侧输精管于输尿管内侧跨过,可予以超声刀离断右侧输精管,继续向下分离至输尿管末端,予以两枚锁扣夹结扎输尿管远端,在锁扣夹之间用剪刀剪断右侧输尿管,并剪取部分输尿管末端组织送快速病理检查。同法游离出左侧输尿管中下段,并经腹膜后牵拉至右侧髂血管处。

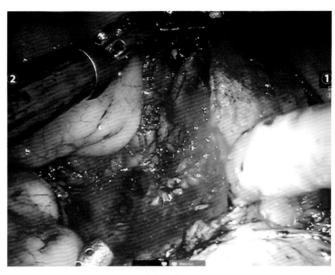

图 2-2-7

②分离双侧输精管及精囊腺（见图 2-2-8）：提起右侧输精管远端，沿右侧输精管平面用超声刀向道格拉斯窝（Douglas）方向分离，在输精管的外下方可见右侧精囊腺，用无损伤钳提起精囊腺，用超声刀分离精囊腺周围组织，注意在精囊腺外侧缘的精囊动脉，可以用超声刀止血挡封闭精囊动脉。在道格拉斯窝上方 1～2cm 处向左侧横行切开腹膜，沿右侧输精管平面向左侧分离，可分离出左侧输精管，同右侧分离方法分离出左侧输精管及精囊腺至根部。

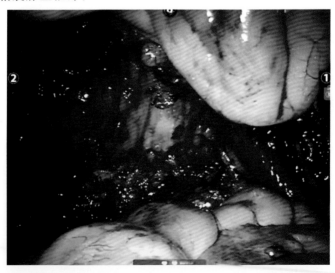

图 2-2-8

　　③打开狄氏筋膜(见图 2-2-9)：提起双侧输精管及精囊腺使狄氏筋膜绷紧,贴着前列腺打开狄氏筋膜,用超声刀向两侧及前列腺尖部钝性分离前列腺与直肠间的间隙。

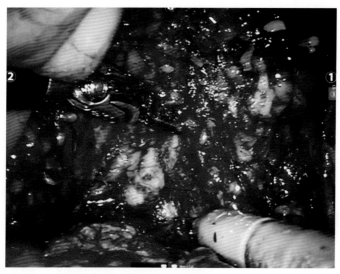

图 2-2-9

　　④分离膀胱右侧壁(见图 2-2-10)：沿右侧输精管用超声刀打开腹膜至内环口处,然后沿脐动脉韧带转向上分离至膀胱顶部。沿脐动脉外侧无血管平面向远端分离至盆底,暴露前列腺盆底筋膜;沿脐动脉向上分离暴露右侧髂内动脉主干,彻底显露膀胱右侧韧带。

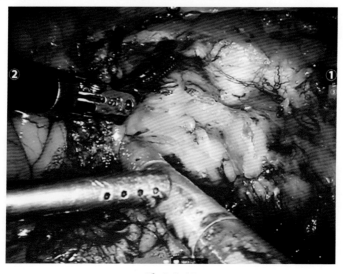

图 2-2-10

⑤离断膀胱右侧韧带（见图 2-2-11）：用锁扣夹于脐动脉起始部结扎离断脐动脉及膀胱上动脉，用无损伤钳提起右侧精囊腺，用锁扣夹或血管闭合系统结扎离断膀胱侧韧带至盆底。

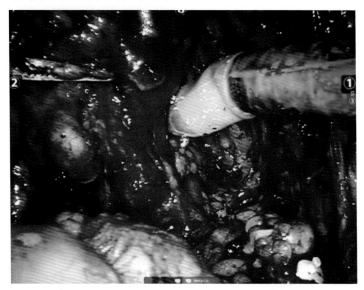

图 2-2-11

⑥左侧处理：同右侧处理方法分离出左侧输尿管（见图 2-2-12）、左侧输精管、精囊腺，并离断左侧膀胱侧韧带，完全分离膀胱侧壁及后壁组织。

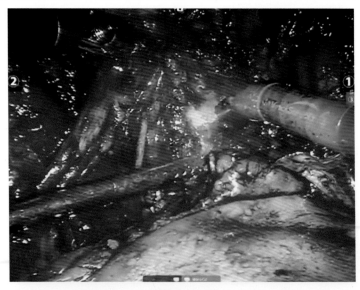

图 2-2-12

⑦分离膀胱前壁(见图 2-2-13)：从左侧或右侧用超声刀横行离断内侧脐韧带(脐动脉韧带)、脐正中韧带,避免损伤膀胱,然后沿骨盆壁向远端分离耻骨后膀胱间隙,暴露耻骨前列腺韧带及阴茎背浅静脉,用双极电凝电凝阴茎背浅静脉后离断。分离过程尽量贴着盆壁肌层组织进行,可减少出血。

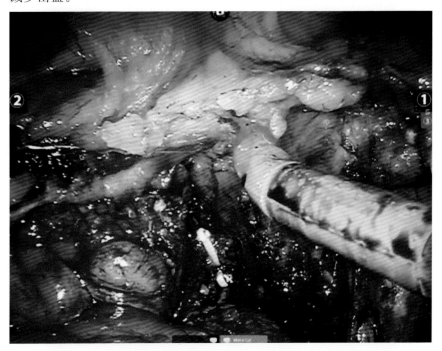

图 2-2-13

⑧打开盆底筋膜：沿右侧盆底筋膜外侧缘打开,注意避免紧贴前列腺,分离右侧前列腺周围间隙,尽量靠近骨盆离断耻骨前列腺韧带,显露前列腺尖部,暴露尿道前列腺窝。阴茎背静脉复合体可先不缝扎(待前列腺及膀胱切除后用 4-0 倒刺线缝扎止血)。同法打开左侧盆底筋膜(见图 2-2-14)。

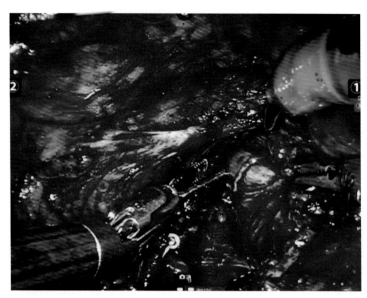

图 2-2-14

　　⑨离断右侧前列腺侧韧带（见图 2-2-15）：提起右侧精囊腺，紧贴前列腺，沿前列腺直肠间隙，用锁扣夹或者血管闭合系统离断右侧前列腺侧韧带至前列腺尖部，注意避免损伤直肠。如果粘连明显，可以用剪刀紧贴前列腺剪开前列腺直肠间隙。如果患者准备做原位新膀胱，注意尽量保留血管神经束及尿道周围的支撑组织。同法离断左侧前列腺侧韧带。

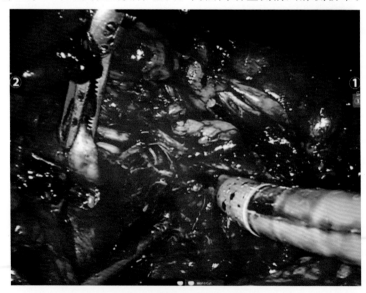

图 2-2-15

⑩离断尿道（见图 2-2-16）：用超声刀离断前列腺尖部，钝性加锐性分离显露尿道。如果准备做原位新膀胱，需尽可能保留足够长的尿道；如果不做原位新膀胱，则尽量低位切除尿道，并将远端尿道封闭。将保留的导尿管撤出，用锁扣夹于前列腺尖部结扎以完全封闭尿道近端，离断尿道，完整切除膀胱及前列腺。将标本装入取物袋后检查创面，确认有无活动性出血及直肠损伤等。

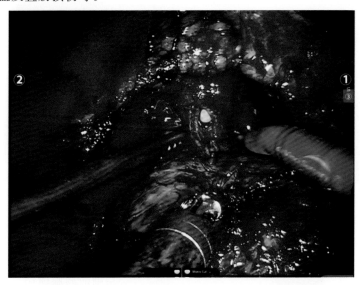

图 2-2-16

（4）机器人辅助双侧输尿管 Y 形吻合单侧皮造口的方法

①将左侧输尿管从腹膜后拉至右侧，将输尿管末端纵向剪开约 1.5cm 长（见图 2-2-17）。

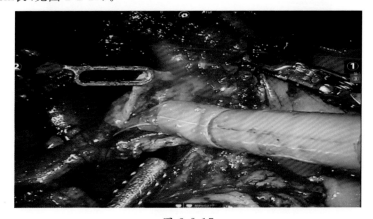

图 2-2-17

③将右输尿管末端从腹膜外拉至皮造口处,并将右输尿管中下段合适位置纵向切开1.5cm长,将左输尿管末端与右输尿管纵向切开处行Y形吻合,并分别置入单J管引流尿液(见图2-2-18)。

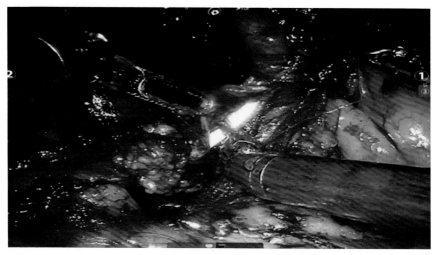

图 2-2-18

③关闭切开的侧腹膜和底部腹膜,将右侧输尿管末端妥善固定于右下腹壁造口处(见图2-2-19)。

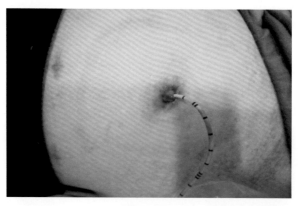

图 2-2-19

2.2.3　手术述评

对于肌层浸润性膀胱癌以及反复复发的非肌层浸润性膀胱癌,膀胱根治性切除手术是治疗的金标准。对于80岁以上的高龄患者,术后的尿流改道往往选择输尿管皮肤造口术。目前,临床上常规把左侧输尿管通过腹膜后拉到右侧（患者往往因护理不方便而不愿意双侧造口），但这样会导致左侧输尿管末端因张力过大、血供不佳，而发生术后狭窄、反复感染甚至坏死的并发症（尤其 BMI 较高的患者，并发症的发生率更高）。为此，我们设计将右侧输尿管先拉出体表固定在合适位置（松紧度适中），再将左侧输尿管通过腹膜后拉到右侧，输尿管末端剖开约 1.5cm 长度，再将右输尿管壁的合适位置纵向切开 1.5cm 长度，用 5-0 单乔线将双侧输尿管呈 Y 形吻合在一起，并在双侧输尿管内分别置入单 J 管将尿液引流至体外。此种术式既可避免输尿管双侧造口，又可以预防左侧输尿管末端狭窄的并发症。

2.3　完全机器人下膀胱根治性切除加原位回肠新膀胱术

2.3.1　病史资料

视频 2.3

患者，男性，72 岁，因"无痛性肉眼血尿 2 个月"入院。入院后，CT 检查提示膀胱左侧壁肿块（膀胱肿瘤）（见图 2-3-1），大小约为 $3cm \times 2cm \times 2cm$，膀胱镜活检病理提示"膀胱浸润性尿路上皮癌"。临床分期为 $T_2N_0M_0$。

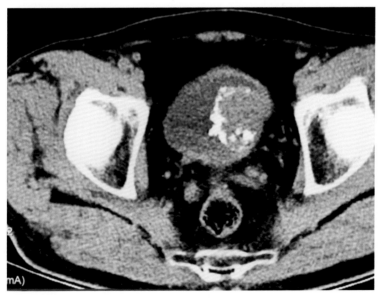

图 2-3-1

2.3.2 手术步骤

(1)穿刺套管放置

患者取仰卧、头低脚高/截石位。将监视器置于患者两下肢之间,手术者立于患者左侧,助手立于患者右侧。采用气腹针穿刺入腹腔建立气腹。穿刺套管(Trocar)放置常采用 5 孔操作:首先,在脐上缘 3cm 处做切口,建立气腹,置入 12mm Trocar;然后,在腹腔镜的监视下分别于左、右腹直肌旁及左右髂前上棘水平穿刺置入其余 4 个 Trocar(见图 2-3-2)。

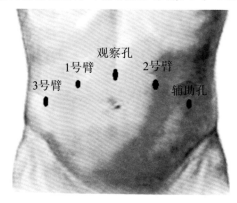

图 2-3-2

(2)淋巴结清扫

标准淋巴结清扫见图 2-3-3。

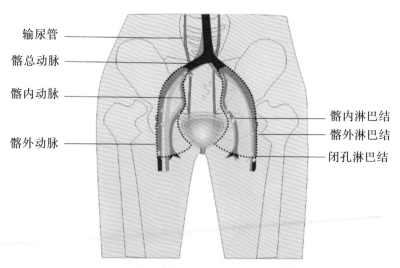

图 2-3-3

①在髂总动脉分叉处切开腹膜，沿右髂外血管纵行剖开纤维脂肪组织，自髂总动脉分叉处直至旋髂动脉，分离动脉外膜与淋巴组织，直至完全显露髂外动、静脉（见图 2-3-4）。

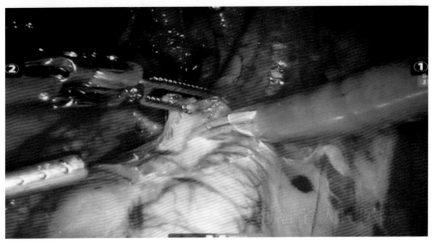

图 2-3-4

②在髂外动、静脉的远侧，分别结扎和切断旋髂动、静脉。

③将表浅的脂肪和淋巴组织向下牵拉分离。

④将髂血管旁的淋巴组织钝性分离，直至将髂血管外组淋巴结全部清除，上界为髂外动脉上缘，下界为髂外静脉下缘，头侧为髂总动脉分叉，尾侧为腹股沟管附近的 Cloquet 淋巴结。在处理盆腔壁时，需注意防止损伤与髂血管并行的生殖股神经。

⑤清扫髂血管内组淋巴结（见图 2-3-5），边界上缘是闭孔神经，下缘是前列腺神经血管束的外侧缘，头侧是输尿管，尾侧是闭孔。剥离髂血管内侧的淋巴组织，应在髂腰肌的侧面与髂内动脉之间，包括髂内动脉所有分支到髂总动脉分叉的淋巴组织。沿上述闭孔神经从顶部向下清扫，直至闭孔及前列腺神经血管束。清除髂内血管各分支周围淋巴结与骨盆的整个接触面的所有结缔组织和小淋巴管。注意在显露髂血管内侧的盆腔壁时，应清晰看到闭孔神经和闭孔动脉，将闭孔动脉挑起后结扎和切断。

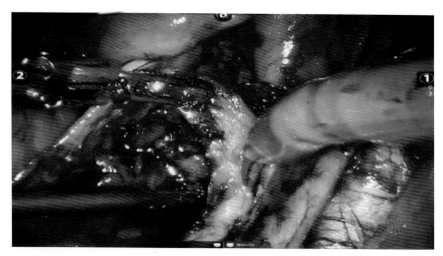

图 2-3-5

⑥清扫闭孔淋巴结,上缘是髂外静脉,下缘是闭孔神经,头侧为髂总静脉分叉,尾侧为髂外静脉下缘与耻骨之间。确认髂外静脉,沿其外筋膜纵向下切开,切口线延伸到髂外静脉与耻骨(Cooper 韧带)交叉。沿静脉下缘边界将纤维淋巴脂肪组织剥除,直接分离静脉壁外膜与侧面骨盆壁。静脉下方清扫至盆壁闭孔肌肉。在清除闭孔淋巴结(见图 2-3-6)时,特别要注意防止损伤闭孔神经。

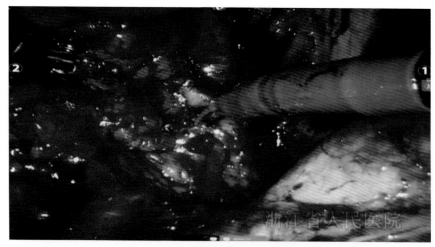

图 2-3-6

(3)膀胱根治性切除的手术方法

①分离右侧输尿管(见图 2-3-7):在右侧髂总动脉分叉处用电刀纵行切开腹膜,分离出右侧输尿管,注意尽量保留输尿管周围组织以保护好输

尿管血供。沿输尿管切开腹膜,沿输尿管周围层面分离,近端分离至髂血管平面上 5cm 左右,远端分离至输尿管膀胱入口处,在近输尿管膀胱入口处可见右侧输精管于输尿管内侧跨过,可用电刀离断右侧输精管,继续向下分离至输尿管末端,用两枚 Hem-o-lock 夹结扎输尿管远端,在两枚 Hem-o-lock 夹之间用剪刀剪断右侧输尿管,并剪取部分输尿管末端组织送快速病理检查。

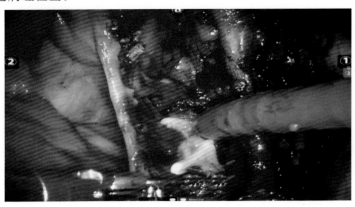

图 2-3-7

　　②分离双侧输精管及精囊腺(见图 2-3-8):提起右侧输精管远端,沿右侧输精管平面用超声刀向道格拉斯窝(Douglas)方向分离,在输精管的外下方可见右侧精囊腺,用无损伤钳提起精囊腺,用超声刀分离精囊腺周围组织,注意在精囊腺外侧缘的精囊动脉,可以用超声刀止血挡封闭精囊动脉。在道格拉斯窝上方 1～2cm 处向左侧横行切开腹膜,沿右侧输精管平面向左侧分离,可分离出左侧输精管。同右侧分离方法分离出左侧输精管及精囊腺至根部。

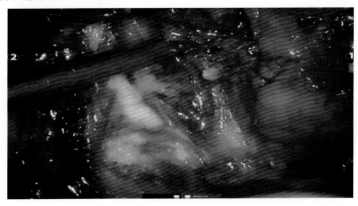

图 2-3-8

③打开狄氏筋膜(见图 2-3-9):提起双侧输精管及精囊腺,使狄氏筋膜绷紧,贴着前列腺打开狄氏筋膜,用超声刀向两侧及前列腺尖部钝性分离前列腺与直肠间的间隙。

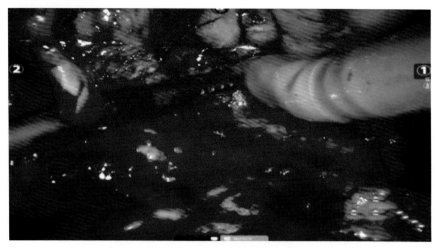

图 2-3-9　游离双侧精囊腺

④分离膀胱右侧壁(见图 2-3-10):沿右侧输精管用超声刀打开腹膜至内环口处,然后沿脐动脉韧带转向上分离至膀胱顶部。沿脐动脉外侧无血管平面向远端分离至盆底,暴露前列腺盆底筋膜;沿脐动脉向上分离暴露右侧髂内动脉主干,彻底显露膀胱右侧韧带。

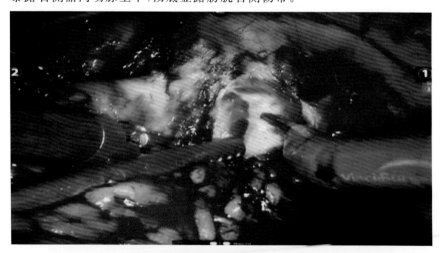

图 2-3-10

⑤离断膀胱右侧韧带(见图 2-3-11):用 Hem-o-lock 夹于脐动脉起始部结扎离断脐动脉及膀胱上动脉,用无损伤钳提起右侧精囊腺,用 Hem-o-lock 夹或血管闭合系统结扎离断膀胱侧韧带至盆底。

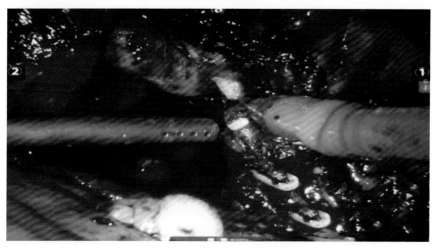

图 2-3-11

⑥左侧处理：同右侧处理方法分离出左侧输尿管（见图 2-3-12）、左侧输精管、精囊腺，并离断左侧膀胱侧韧带，完全分离膀胱侧壁及后壁组织。

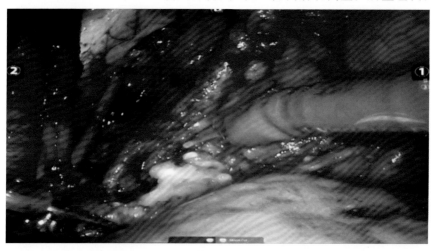

图 2-3-12

⑦分离膀胱前壁（见图 2-3-13）：从左侧或右侧用超声刀横行离断内侧脐韧带（脐动脉韧带）、脐正中韧带，避免损伤膀胱，然后沿骨盆壁向远端分离耻骨后膀胱间隙，暴露耻骨前列腺韧带及阴茎背浅静脉，用双极电凝电凝阴茎背浅静脉后离断。分离过程尽量贴着盆壁肌层组织进行，可减少出血。

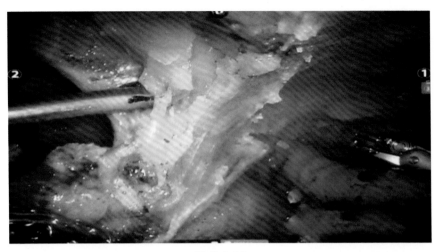

图 2-3-13

⑧打开盆底筋膜,结扎阴茎背深静脉复合体:沿右侧盆底筋膜外侧缘打开,注意避免紧贴前列腺,分离右侧前列腺周围间隙,尽量靠近骨盆离断耻骨前列腺韧带,显露前列腺尖部,暴露尿道前列腺窝。同法打开左侧盆底筋膜。用可吸收线或者倒刺线从尿道前列腺窝进针,缝扎阴茎背深静脉复合体(dorsalvein complex,DVC)(见图 2-3-14)。

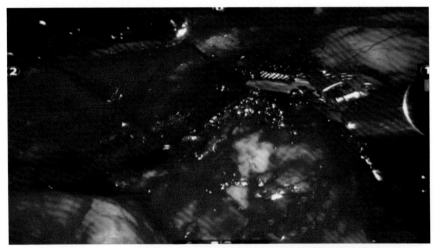

图 2-3-14

⑨离断前列腺侧韧带(见图 2-3-15):提起右侧精囊腺,紧贴前列腺,沿前列腺直肠间隙,用 Hem-o-lock 夹或者血管闭合系统离断右侧前列腺侧韧带至前列腺尖部。注意避免损伤直肠。如果粘连明显,可以用剪刀紧贴前列腺剪开前列腺直肠间隙。如果患者准备做原位新膀胱,注意尽

量保留血管神经束及尿道周围的支撑组织。同法离断左侧前列腺侧韧带。

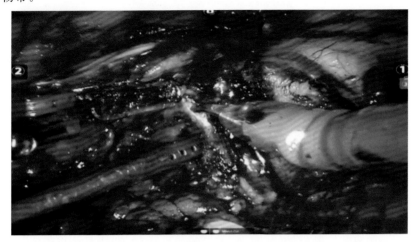

图 2-3-15

⑩离断尿道（见图 2-3-16）：用超声刀离断前列腺尖部，钝性加锐性分离显露尿道。如果准备做原位新膀胱，需尽可能保留足够长的尿道；如果不做原位新膀胱，则尽量低位切除尿道，并将远端尿道封闭。将保留的导尿管撤出，用 Hem-o-lock 夹于前列腺尖部结扎，完全封闭尿道近端，离断尿道，完整切除膀胱及前列腺，在尿道远端剪除部分组织送快速病理检查。将标本装入取物袋后检查创面，确认有无活动性出血及直肠损伤等。

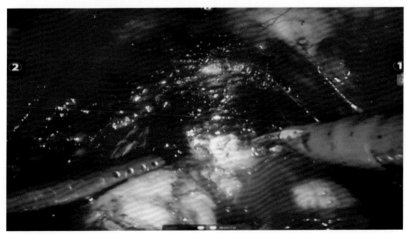

图 2-3-16

（4）全腔内原位回肠膀胱术

全腔内原位回肠膀胱术见图 2-3-17。

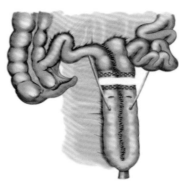

图 2-3-17

①截取回肠：在距离回盲部 15cm 处取约 30cm 回肠制备新膀胱。将远端与近端肠管重叠交错，重叠部分回肠段对系膜缘行肠管侧侧吻合。用直线切割闭合器闭合恢复回肠的连续性。

②制备新膀胱：将取好的 30cm 回肠对折成 U 形，用直线切割闭合器完成肠管侧侧吻合。将 U 形新膀胱底部打开，用直线切割闭合器伸出底部打开的孔，进行最后的吻合。

③膀胱尿道吻合及输尿管膀胱吻合：用可吸收线从 9 点开始逆时针连续缝合尿道和肠襻。将末端输尿管纵行剪开可吸收线吻合输尿管和新膀胱，从尿道置入 2 根 7 F 的单 J 管和 1 根 20 F 的导尿管，将单 J 管分别置入左、右输尿管后间断缝合输尿管和新膀胱前半部分。用可吸收线连续吻合尿道与新膀胱。用直线切割闭合器关闭新膀胱顶壁。

④用可吸收线关闭底部腹膜及侧腹膜，将输尿管腹膜外化，防止内疝形成以及术后肠梗阻的发生。

2.3.3　手术述评

原位尿流改道术作为根治性膀胱切除术后下尿路重建的金标准，手术指征包括患者尿道近端及膀胱颈无肿瘤生长，且多点活检为阴性，用于重建新膀胱的消化道正常，尿道外括约肌正常，尿道无梗阻性病变等。原位新膀胱术选用胃、回肠、盲肠、乙状结肠等消化道，制作低压新膀胱，与尿道残端吻合，通过尿道外括约肌自然控制排尿，是最接近理想状态的膀胱重建方式。该术式最明显的优点是无须外部集尿装置，可以维持自主排尿，对个人形象及社会活动的维持有重要作用。回肠取材方便，新膀胱压力低，容量大，顺应性好，发生反流和逆行性感染的概率低，有利于保护肾功能。目前，多采用回肠行原位新膀胱术。乙状结肠距离尿道较近，对电解质代谢的影响相对较小,术后肠粘连的发生率低,但乙状结肠肠管相对回肠短,其顺应性和张力较回肠大,更易导致憩室和恶变,使用受限制。

完全腔镜下尿流改道,操作复杂,技术要求高,但在机器人辅助腹腔镜下,缝合操作变得简单。随着腹腔镜和机器人手术的广泛应用,体内构建新膀胱手术的开展也越来越多。完全腔镜下尿流改道可减少术中非显性失水,避免肠道暴露,胃肠道及感染并发症的发生率较低,可适当地保留远端输尿管的长度和血供,避免输尿管张力过高或者输尿管过于冗长而导致上尿路梗阻。但该方法亦存在一些不足,如没有真正解决标本的取出问题、腹腔内肠内容物污染问题,及手术时间长、技术要求高、费用明显增加等问题。此外,还应该注意吻合钉影响储尿囊收缩造成的排空障碍及膀胱结石形成等问题。这些问题均要求术后加强随访和定期复查,对患者依从性的要求也较高。

2.4 机器人辅助双侧输尿管新膀胱再植术(治疗原位回肠膀胱术后输尿管肠吻合口狭窄)

2.4.1 病例资料

视频 2.4

患者,男性,75 岁,因"膀胱癌根治原位回肠膀胱术后 4 年,发现双肾积水 1 月,突发无尿 1 天"入院。入院后,CT 检查提示"双侧输尿管中上段扩张伴双肾积水"。因血肌酐水平达到 $425\mu mol/L$,故予以双肾造瘘引流改善肾功能,并行顺行造影检查,提示双侧输尿管末端狭窄(见图 2-4-1)。

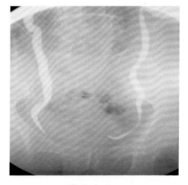

图 2-4-1

2.4.2 手术步骤

(1)穿刺套管放置

患者取仰卧、头低脚高/截石位。将监视器置于患者两下肢之间,主刀医生立于患者左侧,助手立于患者右侧。气腹建立可采取气腹针技术,以气腹针穿刺入腹腔。穿刺套管(Trocar)放置常采用 5 孔操作：首先，在脐上约 3cm 处做切口（避开原手术瘢痕），建立气腹，置入 12mm Trocar；然后，在腹腔镜的监视下分别于左、右腹直肌旁及左右髂前上棘水平穿刺置入其余 4 个 Trocar(见图 2-4-2)。

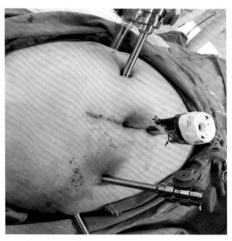

图 2-4-2

(2)机器人辅助输尿管新膀胱再植术的方法

①游离腹腔内的粘连(见图 2-4-3)，注意保护肠管以及勿损伤髂血管等重要血管、脏器。

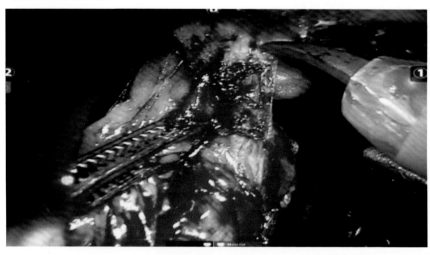

图 2-4-3

②在髂血管上方游离找到输尿管,并沿输尿管走行向远心端游离出输尿管狭窄处并将其离断(见图 2-4-4)。

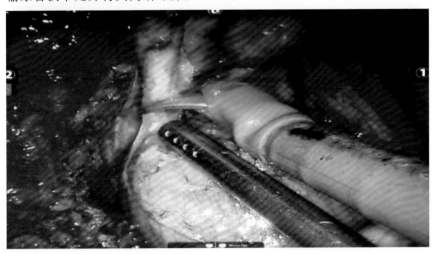

图 2-4-4

③膀胱内经导尿管灌注亚甲蓝,并置入穿刺针头确认原位回肠新膀胱的位置(见图 2-4-5)。

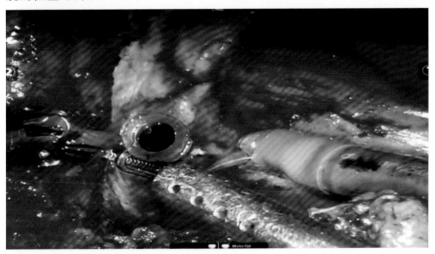

图 2-4-5

④输尿管末端纵向剪开 1cm 左右,将其以黏膜对黏膜的方法与原位回肠膀胱壁无张力吻合并置入一根双 J 管(见图 2-4-6)。

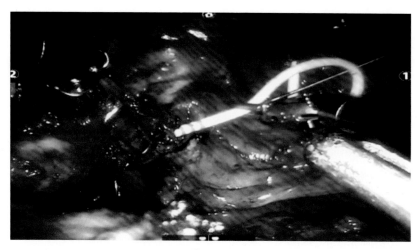

图 2-4-6

⑤游离大网膜包裹输尿管与回肠新膀胱再植处，并妥善固定（见图 2-4-7）。

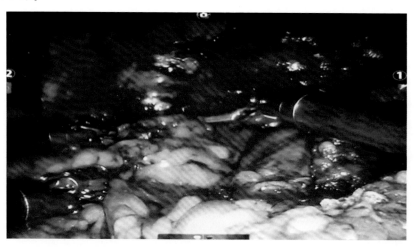

图 2-4-7

⑥用同样方法处理对侧输尿管，并再植于原位回肠新膀胱上。

2.4.3　手术述评

对原位回肠膀胱或者 Bricker 膀胱术后输尿管肠吻合口狭窄的处理是较为棘手的。一般来说，采用较多的是腔内处理的办法，比如内镜下的冷刀/钬激光内切开或者球囊扩张后置管支撑。对于狭窄段在 1cm 以内的，此种方法的成功率较高。但如果输尿管末端狭窄段长度超过 1cm，仍然会出现再狭窄,对于此种情况,推荐以狭窄段切除输尿管,新膀胱再植术为宜。

手术要点首先是细致游离腹腔内的粘连,注意勿损伤肠管以及髂血管等重要脏器、血管。沿着扩张的输尿管向远心端游离到病变处,注意勿损伤对侧的输尿管。一般来说,输尿管狭窄处粘连最紧密,此时尤其注意勿损伤髂外静脉。术前应充分了解双侧输尿管种植回肠通道的方式和路径(是否从腹膜后拉到一侧,是否并轨吻合)。可通过导尿管灌注含亚甲蓝的生理盐水来寻找新膀胱,或者用穿刺针头穿刺抽水确认新膀胱的位置,并根据输尿管正常处的位置高低选择再植位置。一般采用黏膜对黏膜的方法吻合,输尿管过粗则需裁剪后再植。对于 Bricker 膀胱,可通过回肠膀胱腹壁造口处伸进无损卵圆钳摆动以寻找回肠膀胱通道的位置。留置单 J 管或双 J 管,待术后 3 个月左右拔除。

2.5 机器人膀胱癌根治术后回肠新膀胱瘘修补+右输尿管狭窄新膀胱再植术

视频 2.5

2.5.1 病例资料

患者,男性,50 岁,因"机器人膀胱癌根治术(RARC)后 17 个月,尿中见菜叶样物 14 个月"余入院。病理报告:膀胱浸润性尿路上皮癌(高级别),pT$_3$ 期。RARC 术后 2 个月接受吉西他滨+顺铂(GC)方案化疗,患者出现腹痛、便秘等不适,经对症处理缓解。化疗 2 周后发现尿液中有"粪渣菜叶样物体",考虑为"回肠新膀胱瘘",留置导尿、加强营养等保守处理方案失败。

膀胱镜检查:新膀胱顶壁可见直径约 5mm 的瘘口(见图 2-5-1)。CT检查示(见图 2-5-2):右肾盂积水、右输尿管全程扩张。术前血白蛋白38.9g/L,血肌酐 140.5μmol/L,血 C-反应蛋白 91.2mg/L。尿常规:尿亚硝酸盐(+),尿沉渣白细胞 395.4 个/μL,尿沉渣红细胞 8.2 个/μL,细菌计数 21177.6 个/μL。

术前诊断:①回肠新膀胱瘘;②右输尿管新膀胱吻合口狭窄;③根治性膀胱切除术后。

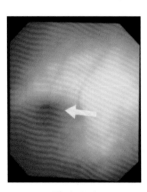

图 2-5-1

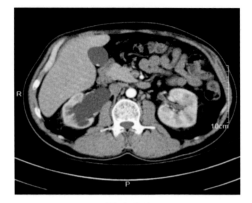

图 2-5-2

2.5.2　手术步骤

（1）松解腹腔肠管、网膜粘连（见图 2-5-3）。

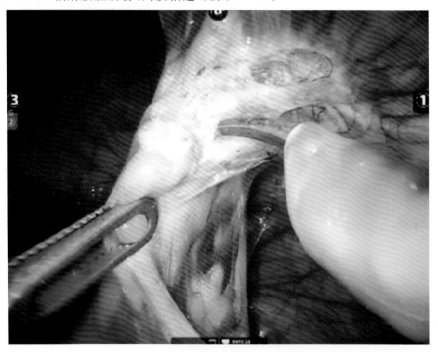

图 2-5-3

（2）游离回肠和新膀胱周围间隙（见图 2-5-4）。

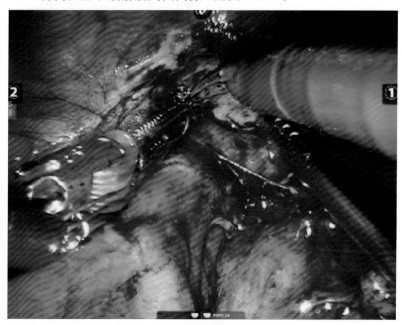

图 2-5-4

（3）见新膀胱和回肠紧密粘连（见图 2-5-5）。

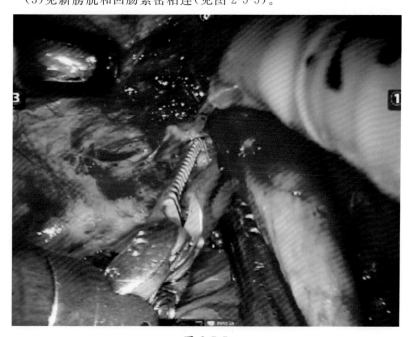

图 2-5-5

（4）显露扩张的右输尿管下段（见图 2-5-6）。

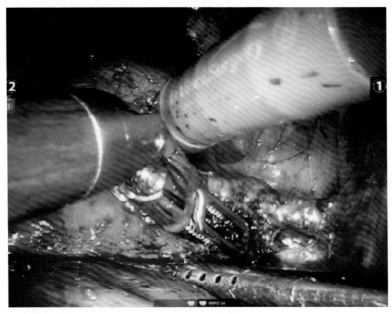

图 2-5-6

（5）瘘口位于输尿管新膀胱吻合口内侧约 1cm 处，切除新膀胱瘘口处的瘢痕僵硬组织（见图 2-5-7）。

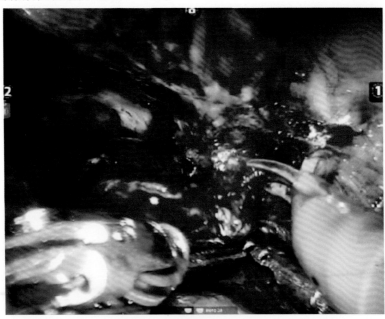

图 2-5-7

（6）探查输尿管通畅性（见图 2-5-8）。

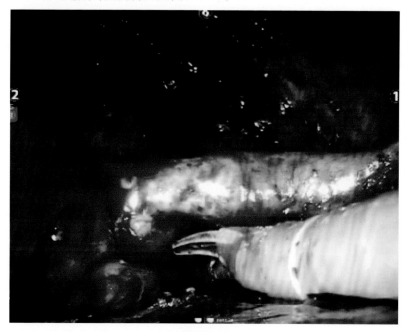

图 2-5-8

（7）剖开右输尿管末端但不离断（见图 2-5-9）。

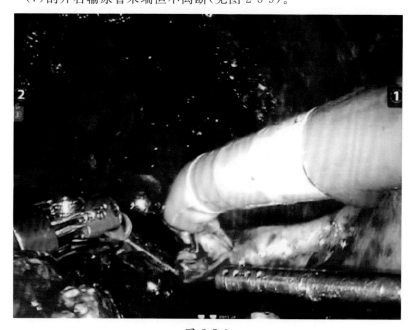

图 2-5-9

（8）寻获并切除回肠瘘口周围炎性组织、缺血及失活组织（见图 2-5-10）。

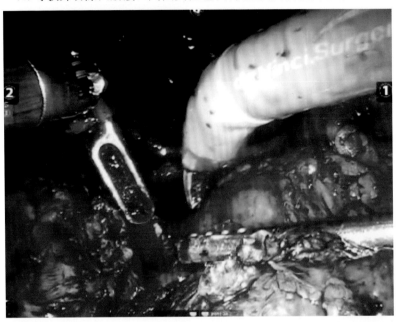

图 2-5-10

（9）在右输尿管内植入双 J 管（见图 2-5-11）。

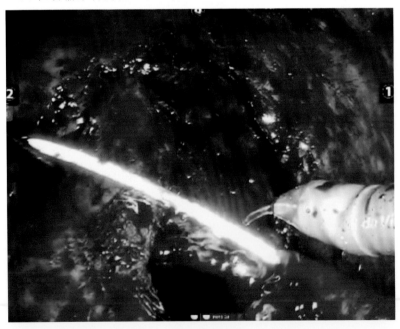

图 2-5-11

（10）关闭新膀胱瘘口，用 2-0 可吸收微乔线连续缝合新膀胱瘘口（见图 2-5-12）。

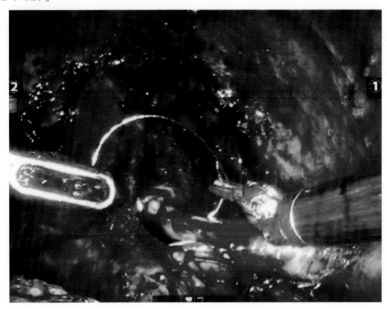

图 2-5-12

（11）因瘘口邻近输尿管口，缝合时注意保证输尿管末端的通畅性（见图 2-5-13）。

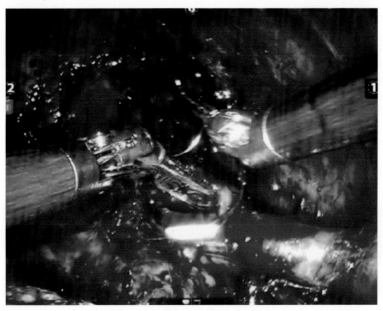

图 2-5-13

(12)往新膀胱内注入 200mL 生理盐水，行测漏试验（见图 2-5-14）。

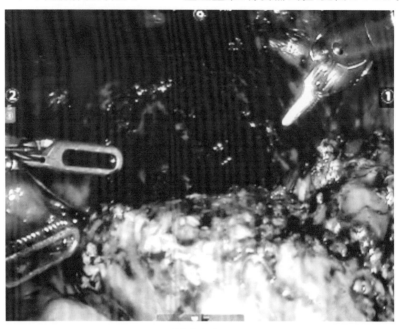

图 2-5-14

(13)缝合关闭回肠瘘口（见图 2-5-15）。

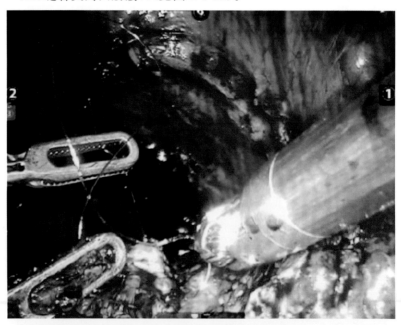

图 2-5-15

(14)采取大网膜垫技术,游离和松解带蒂大网膜,以 3-0 微乔线将大网膜缝合固定于回肠浆肌层上,覆盖回肠瘘口,将回肠瘘口和新膀胱瘘口区域完全隔绝(见图 2-5-16)。

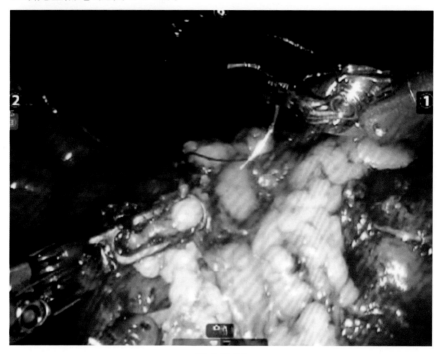

图 2-5-16

2.5.3　术后处理

机器人平台操作时间为 85min,估计术中出血量为 50mL。盆底留置 1 根 F20 盆腔引流管并于术后 3 天拔除,术后 5 天出院。围手术期未发生严重并发症。病理检查提示右输尿管残端及部分肠壁组织未见肿瘤。随访 4 个月余,患者粪尿、发热症状均消失。回肠新膀胱造影检查示膀胱容量约为 350mL,无明显肾盂、输尿管反流。CTU 检查示右肾盂、输尿管恢复显影。

2.5.4　手术评述

RC 术后各类瘘的发生率可达 3%,平均发病时间为术后 31 天。回肠新膀胱瘘也可发生于 RC 术后 10 年,典型症状为粪尿。回肠新膀胱瘘大多需手术修补,少见通过延长导尿管留置时间、低渣饮食、口服抗生素等保守疗法治疗成功的报道。本例也曾尝试用导尿等非手术方法，但肠瘘未自愈。新膀胱小肠瘘的手术成功率可高达 94.4%，考虑到腹腔粘连因素，我们在直视下建立套管，以降低医源性肠管损伤的发生风险。术前做了充分的全肠道准备，避免因肠管损伤、肠内容物及肠消化液溢出而导致腹腔污染。

输尿管回肠新膀胱吻合口狭窄也是原位新膀胱术后最常见的严重不良事件之一，大多可先经内镜处理。UAS 梗阻严重或内镜治疗失败时，需考虑行腹腔镜输尿管膀胱吻合术。术前需详细评估输尿管狭窄的性质和位置、长度。手术原则包括保护血供、无张力和无漏水吻合。机器人手术系统具备高清的手术视野，机械手臂增加了手术者操作的自由度和稳定性，过滤了人手可能出现的抖动现象，相对于普通腹腔镜，更适合此类涉及探查、缝合的精准手术。RC 术后回肠新膀胱瘘合并输尿管回肠新膀胱吻合口狭窄是一种少见的并发症，结合临床表现、CTU、膀胱镜等检查可明确诊断，机器人手术治疗效果满意。

手术要点：新膀胱术后腹腔盆腔粘连明显，术中注意防止发生医源性肠管、髂血管损伤。在结束手术前，采用膀胱注水试验确认新膀胱的完整性，避免遗漏多发瘘。采用大网膜垫技术，隔绝新膀胱和回肠，可以有效降低术后再瘘的风险。

第3章 前列腺肿瘤 ————————

3.1 机器人辅助腹腔镜下前列腺癌根治术(最大限度保留尿道周围结构)

3.1.1 病例资料

视频3.1

患者因"体检发现PSA异常升高2年余"入院。行MR[前列腺增强(盆腔)]检查提示：前列腺右侧移行带及左侧周围带结节，PI-RADS(Version2.1)4分，考虑癌可能性大。

前列腺穿刺常规组织病理检查与诊断提示：①(前列腺癌根治标本)前列腺腺癌，Gleason评分为3＋3＝6分，WHO/ISUP分组为1/5组，肿瘤位于左右尖部、左右体部及右底部，未累及左底部，脉管侵犯阴性，神经累犯阴性，手术外科切缘阴性，未见前列腺外扩散(EPE，－)。②双侧精囊腺及输精管切缘均为阴性。③TNM分期(第8版AJCC)：$pT_2N_xM_x$。免疫组化染色结果：B3-1：NKX3.1(＋)、MLH1(弱＋)、CK(34BE12)(－)、MSH2(＋)、MSH6(＋)、PMS2(＋)、ERG(－)、P63(－)、AR(＋)、CK5/6(－)、P504S(＋)、PSA(＋)。病理检查诊断前列腺恶性肿瘤($pT_{2c}N_0M_0$)，Gleason评分为3＋3＝6分。

前列腺增强MRI见图3-1-1至图3-1-3(分别为T_2序列、DWI序列、ADC序列)。

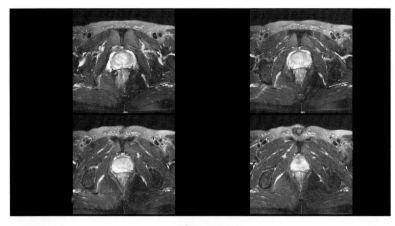

图 3-1-1

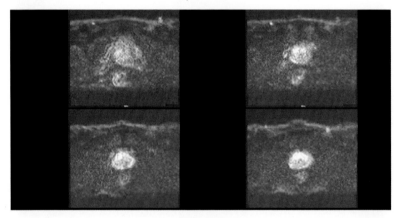

图 3-1-2

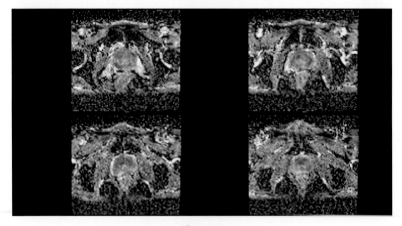

图 3-1-3

3.1.2　术前准备

（1）术前行常规血液化验、重要脏器影像学检查、术前骨骼 ECT 检查、MRI 检查等。

（2）术前常规备血，红细胞 2U、血浆 200mL。

3.1.3　手术方法

在达芬奇机器人辅助下，行最大限度保留尿道周围结构的前列腺癌根治术。

（1）全身麻醉，气管插管。麻醉成功后，取头低脚高位，常规消毒铺巾，导尿。

（2）调整体位，建立通道，放置机械臂。所有手术均在机器人辅助下经腹腔途径完成。双腿分开固定，取 30°的 Trendelenburg 体位。共放置 5 枚 Trocar。于脐下纵行切口置入 12mm Trocar 作为观察镜孔。气腹压维持在 12～14mmHg（1mmHg＝0.133kPa）。直视下于镜头孔右侧 7cm 处放置 8mm Trocar 连接机器人第 1 机械臂，再向右侧 7cm 处放置 8mm Trocar 连接机器人第 3 机械臂，在观察镜孔右侧 7cm 处放置 8mm Trocar 连接机器人第 2 机械臂，再向左侧 8cm 处放置 12mm Trocar 作为辅助孔。

（3）在膀胱背侧第一个腹膜返折处打开腹膜，将膀胱腹膜后间隙的结缔组织游离直至耻骨后间隙，用电刀清理前列腺上方脂肪组织，暴露耻骨前列腺韧带（见图 3-1-4）。

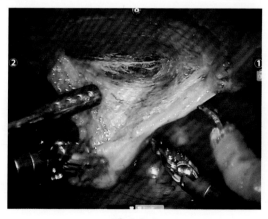

图 3-1-4

（4）用单极电剪打开膀胱颈口，注意保留膀胱颈口（见图 3-1-5）。

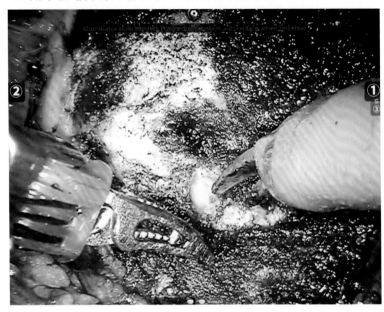

图 3-1-5

（5）提起前列腺组织，游离两侧的精囊，将输精管用血管夹夹闭后离断（见图 3-1-6）。

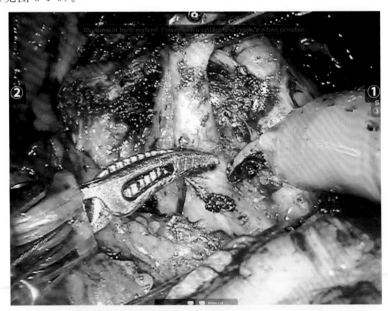

图 3-1-6

（6）沿狄氏筋膜外层表面，紧贴前列腺将前列腺侧韧带用冷剪游离（见图 3-1-7），其余组织继续用冷剪沿前列腺表面剪断至前列腺尖部（见图 3-1-8）。

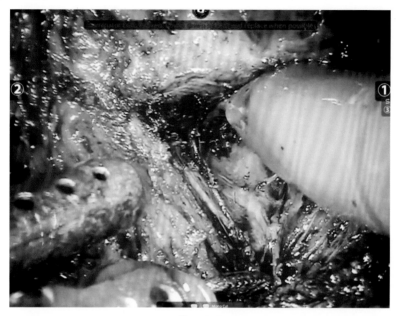

图 3-1-7

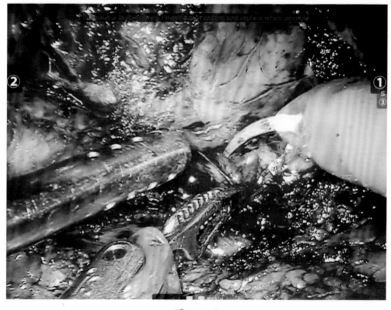

图 3-1-8

（7）在前列腺腹侧前列腺耻骨悬韧带附着处，不缝扎背侧静脉复合体
（dorsal venous complex，DVC），将 DVC 与前列腺表面分离（见图3-1-9），
分离后锁边缝合断缘以止血（见图 3-1-10）。

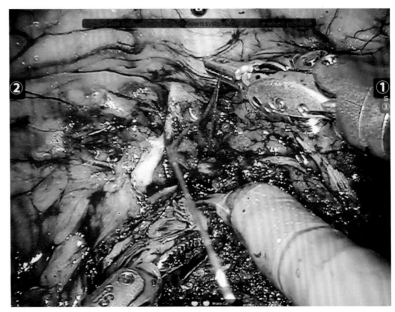

图 3-1-9

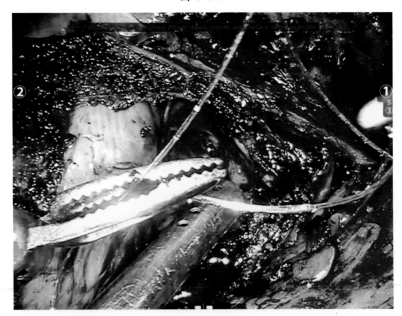

图 3-1-10

（8）剪开前列腺尖部，离断尿道（见图 3-1-11）。

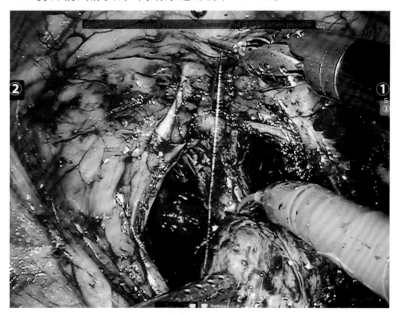

图 3-1-11

（9）用 4-0 倒刺线缝合止血，并将尿道端后缘狄氏筋膜和结缔组织与膀胱前方狄氏筋膜薄层缝合，加固尿道后结构（见图 3-1-12）。

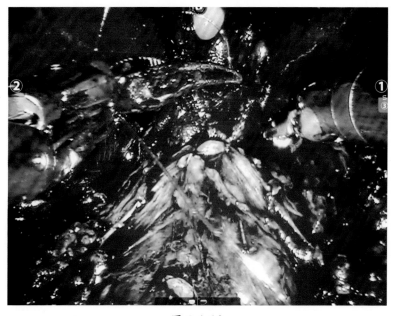

图 3-1-12

（10）双针黏膜对黏膜尿道对合吻合（见图 3-1-13）。

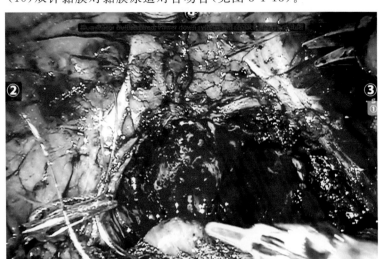

图 3-1-13

（11）用 3-0 单乔线将耻骨前列腺裙（耻骨前列腺韧带，盆底筋膜）与膀胱颈前壁（逼尿肌帷断缘）缝合（见图 3-1-14），恢复尿道前解剖结构（见图 3-1-15）。

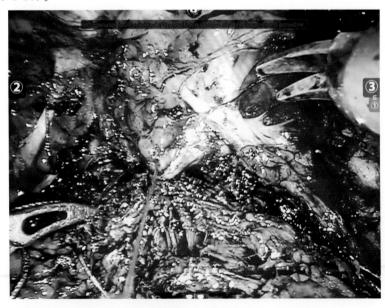

图 3-1-14

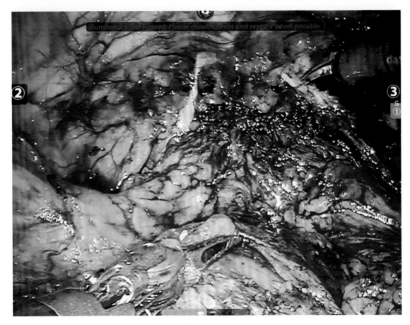

图 3-1-15

（12）将标本装入取物袋（见图 3-1-16），适当延长辅助孔后取出，缝合
各切口。

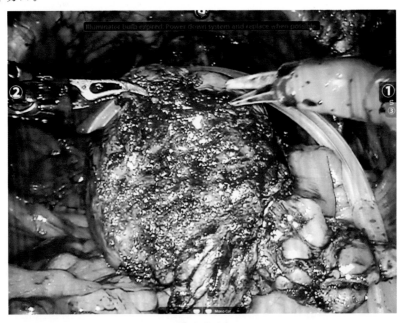

图 3-1-16

3.1.4 术后处理

术后保持引流管通畅。术后第 1 天，进食半流质饮食。3 天后，拔除引流管。7 天后，拔除导尿管、出院。术后无血尿、无活动性出血。

术后病理：①（大体标本病理诊断：前列腺肿瘤根治标本）前列腺腺癌，Gleason 评分为 $3+3=6$ 分，肿瘤累及前列腺右尖部，未累及左右底部、左体部、右体部，腺叶周神经侵犯阳性（－）、脉管内癌栓阴性（－），肿瘤未见前列腺外扩散（EPE，阴性）。②自检双侧精囊腺及输精管未见肿瘤累及（阴性）。③TNM 分期（第 8 版 AJCC）：$pT_{2a}N_0M_0$。免疫组化染色结果：B4-1：P504S（＋）、ERG（－）、CK5/6（－）、P63（－）、CK（34BE12）（－）。

随访 2 年，患者恢复较好，PSA 保持小于 $0.01\mu g/L$。尿控好，无漏尿。

3.1.5 手术评述

一直以来，根治性前列腺切除术后尿失禁的问题是前列腺肿瘤手术学研究的焦点之一。目前的研究结果表明，根治性前列腺切除术后远期尿控效果较好，术后 12 个月的尿控恢复率可达 85%～97%，但术后早期尿控恢复效果令人不太满意。因此，国内外出现了多种入路的手术方法，以求术后早期恢复尿控。除患者本身的原因（年龄高、肥胖、少动、基础膀胱尿道功能状态差）之外，术后尿控的恢复与膀胱颈的保留、尿道长度的保留、尿道括约肌的损伤、血管神经束的保留等多种因素有关，但确切的机制目前尚不完全明确。可以肯定的是，良好的尿控是完整的功能结构恢复与健全的支配神经保留等共同作用的结果。在解剖结构复杂的盆腔中，尽可能保留或修复与尿控相关的组织结构是早期恢复尿控的最佳措施。遵循该原则，国内外众多医疗中心采用各种手术技巧来改善术后尿控，并取得了一定的临床效果。

本手术采用的尿道周围结构解剖性复位技术是在不破坏 Retzius 间隙内结构（不打开盆筋膜、不缝扎 DVC）的基础上，修复尿道及周围的结构。其手术技巧应注意以下几个方面：①在吻合尿道后唇时，将尿道端后缘周围约 1cm 的狄氏筋膜和结缔组织薄层缝合带入，以此来加强尿道后壁，且可减小尿道的吻合张力，防止漏尿，此做法能对尿道后方进行无死腔关闭,减少周围出血、血肿的形成,促进愈合。②在尿道 12 点处结束吻合并缝合关闭膀胱其余切口后,将耻骨前列腺裙(耻骨前列腺韧带,盆底筋膜)与膀胱颈前壁即逼尿肌帷断缘缝合,恢复尿道前解剖。此步骤在不破坏 Retzius 间隙内结构(不打开盆筋膜、不缝扎 DVC)的基础上完成,这样有助于保护前列腺尖部尿道外括约肌和神经,再将未被破坏的耻骨前列腺裙(盆内筋膜、弧形腱环、前列腺耻骨悬韧带)缝合于膀胱前壁,于解剖上恢复前列腺前方的悬吊结构,在减小尿道膀胱吻合口张力的同时,恢复尿道和膀胱的结构稳定,对术后早期恢复尿控有很大的帮助。③尿道膀胱颈采用双针法吻合,即膀胱尿道吻合采用 3-0 双针倒刺线,自截石位 6 点开始向两侧连续缝合,至 12 点结束。缝合过程中,注意尿道和膀胱颈黏膜对黏膜吻合,防止将浆膜层缝入而导致愈合不佳。另外,双针缝合可以控制两侧的缝合张力,使整个环状松紧度均匀,较之单针缝合可以减少吻合口起点过松或对侧过紧的现象,以此减少术后尿道狭窄或漏尿的发生。

我们在尿道周围结构上加强支撑及牵拉,使尿道吻合口的张力处于最低状态,从而达到快速愈合并早期拔除尿管的效果,在提高患者舒适度的同时,减少因尿管留置所带来的尿路感染等弊端。因为手术采取了改良式前入路保留 Retzius 间隙内结构的方法,所以尿道前方的悬吊结构未遭到大的破坏,比同类型研究中用缝线来恢复这部分悬吊结构更符合原始解剖结构。

3.2　机器人辅助腹腔镜下前列腺癌根治术(保留阴部副动脉)

视频 3.2

3.2.1　病史资料

患者 3 年前无明显诱因下出现尿线变细,偶有排尿等待。查 PSA 5.32ng/mL。前列腺 B 超提示:前列腺不规则强回声光斑 0.7cm。我院前列腺 MR 示:前列腺中央部偏右侧可疑结节,PI-RADS 评分 4 分,前列腺增生。2020 年 7 月 10 日于我院行超声引导下经会阴前列腺穿刺活检术(融合),术后病理(前列腺穿刺标本):①"左内"良性前列腺组织;②"左外"良性前列腺组织;③"右内"前列腺腺癌,Gleason 评分 3＋3＝6 分(约占 1/2 条,约 30％);④"右外"良性前列腺组织;⑤"靶区"前列腺腺癌,Gleason 评分,3＋3＝6 分(占 2/3 条,约 70％)。患者穿刺病理诊断:前列腺恶性肿瘤($T_{2b} N_x M_x$),Gleason 评分 3＋3＝6 分。我院前列腺增强 MRI 示:前列腺中央部偏右侧可疑结节(T_2 序列见图 3-2-1,ADC 序列见图 3-2-2)。骨骼 ECT 示全身骨显像未见明确肿瘤骨转移征象,建议随访。

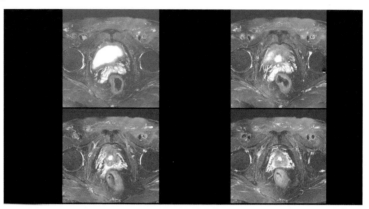

图 3-2-1

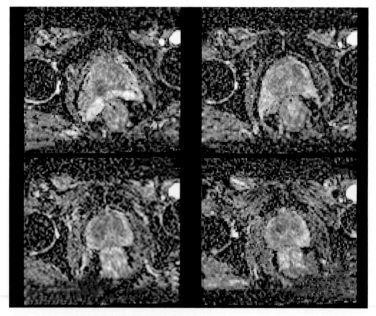

图 3-2-2

3.2.2　术前准备

(1)术前常规血液化验,重要脏器影像学检查,术前骨骼 ECT 检查、MRI 检查结果如上述。

(2)术前常规备血,红细胞 2U、血浆 200mL。

3.2.3　手术方法

(1)体位及机械臂放置

所有手术均在机器人辅助下经腹腔途径完成。全麻,双腿分开固定,取 30°的 Trendelenburg 体位。采用 5 套管方式进行:镜头套管位于脐下 1cm 处;1 号(右手)、2 号(左手)机械臂套管位于镜头套管两侧,距镜头套管 6~8cm 处;3 号机械臂套管位于 1 号机械臂套管外侧,距 1 号机械臂套管约 6~8cm 处;助手套管位于 2 号机械臂套管外侧,距 2 号机械臂套管约 6~8cm 处。

(2)手术过程

根治性前列腺切除术:在膀胱顶第 1 个腹膜返折处打开腹膜,将膀胱腹膜外间隙的结缔组织钝性游离至耻骨后间隙,清理前列腺上方脂肪组织。在该过程中,注意仔细游离,切勿损伤脂肪组织内部的阴部副动脉(accessory pudendal arteries,APA),因为侧生型 APA 沿前列腺前外侧走行(APA 走行变化模拟见图 3-2-3,APA 在 MRA 及术中图像见图 3-2-4),可以与前列腺前外侧表面密切接触,也可更靠近盆腔内筋膜,距离腺体仅几毫米,如进行大量的电切及电凝会导致阴部副动脉受损。用单极电剪打开膀胱颈口,注意保留膀胱颈口,提起前列腺组织,游离两侧的精囊,将输精管用血管夹夹闭后离断。打开狄氏筋膜外筋膜层,沿狄氏筋膜外层表面,紧贴前列腺将前列腺侧韧带用冷剪游离,其余组织继续用冷剪沿前列腺表面剪断至前列腺尖部,分离时注意用血管夹夹闭后离断,尽量不用双极电凝。在前列腺腹侧前列腺耻骨悬韧带附着处,不缝扎背侧静脉复合体(DVC)。将 DVC 与前列腺表面分离,分离后锁边缝合断缘以止血。剪开前列腺尖部,离断尿道,注意保留足够长度的尿道组织并用 4-0 倒刺线缝合止血。将尿道端后缘周围约 1cm 的狄氏筋膜和结缔组织与膀胱颈口前方狄氏筋膜和结缔组织薄层折叠缝合,行尿道后壁解剖结构复位。

尿道膀胱吻合：复位组用 3-0 双针可吸收单乔倒刺线，从 6 点方向分别沿顺、逆时针方向将膀胱尿道连续缝合，同时确保黏膜间对合吻合，在 12 点处打结并缝合关闭膀胱其余切口。再用 3-0 单乔线将耻骨前列腺裙（耻骨前列腺韧带，盆底筋膜）与膀胱颈前壁即逼尿肌帷断缘缝合，恢复尿道前解剖结构。常规组仅用 3-0 双针可吸收单乔倒刺线，从 6 点方向分别沿顺、逆时针将膀胱尿道连续缝合，在 12 点处打结并缝合关闭膀胱其余切口。经尿道插入 Fr 18～20 橡胶导尿管，并注入 100～150mL 生理盐水观察吻合口是否有漏液；如无明显漏液，确认缝合可靠，于耻骨后留置引流管，关闭切口。

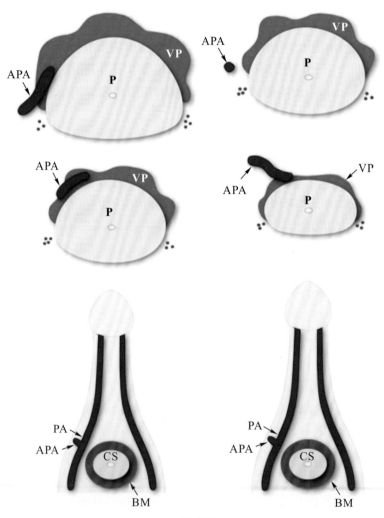

图 3-2-3

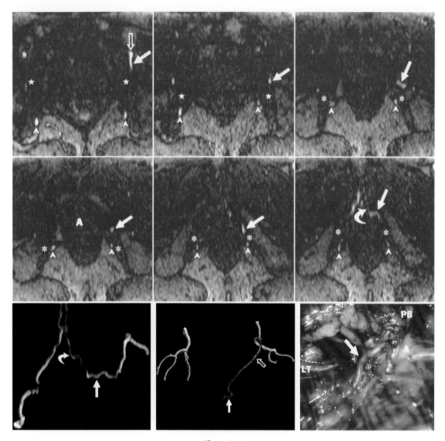

图 3-2-4

　　手术步骤：暴露双侧阴部副动脉，右侧见图 3-2-5，左侧见图 3-2-6。在清理完前列腺周围脂肪后不缝扎 DVC，打开膀胱颈口（见图 3-2-7），打开狄氏筋膜外筋膜层（见图 3-2-8），用剪刀分离前列腺包膜面（见图 3-2-9），将 DVC 与前列腺表面分离（见图 3-2-10），分离后锁边缝合断缘以止血（见图 3-2-11），对尿道后壁解剖结构进行复位（见图 3-2-12），进行尿道膀胱吻合（见图 3-2-13），恢复尿道前解剖结构（见图 3-2-14），最后恢复解剖结构后阴部副动脉形态（见图 3-2-15）。

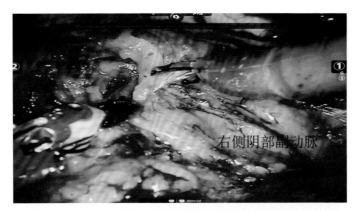

图 3-2-5

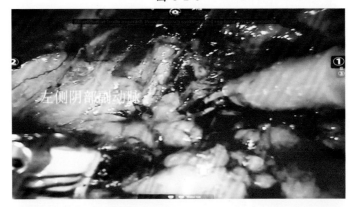

图 3-2-6

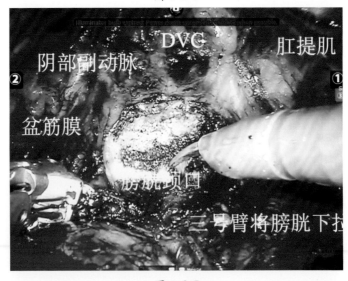

图 3-2-7

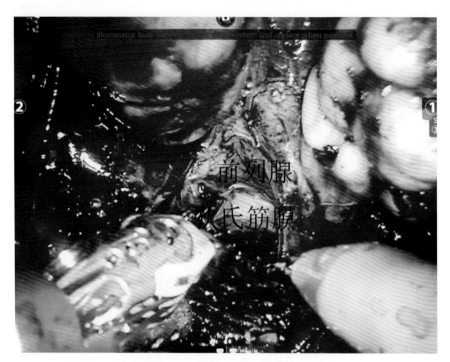

图 3-2-8

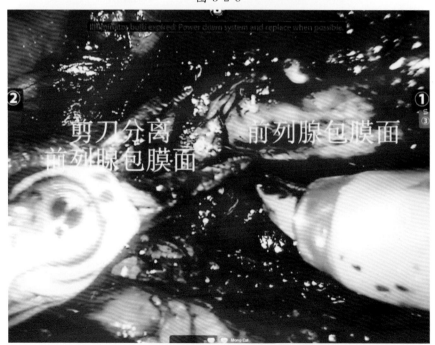

图 3-2-9

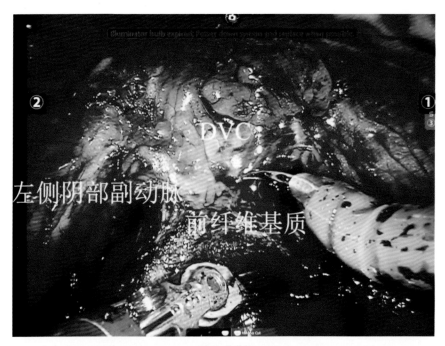

图 3-2-10

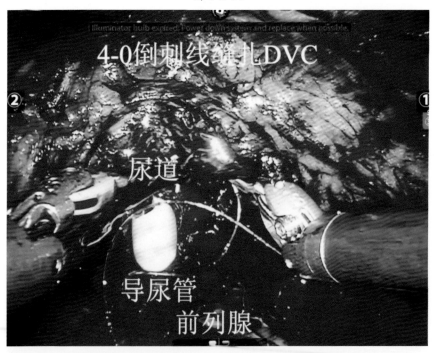

图 3-2-11

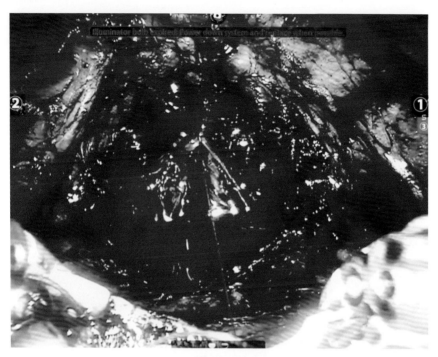

图 3-2-12

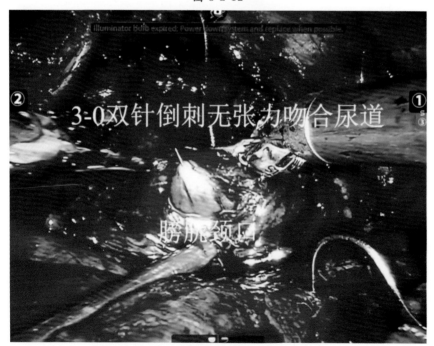

图 3-2-13

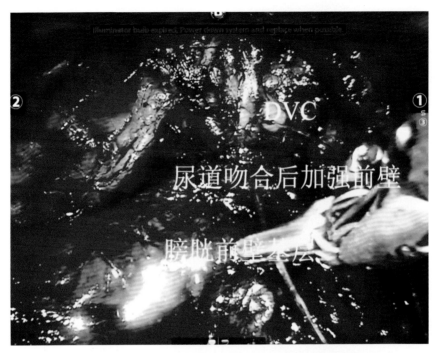

图 3-2-14

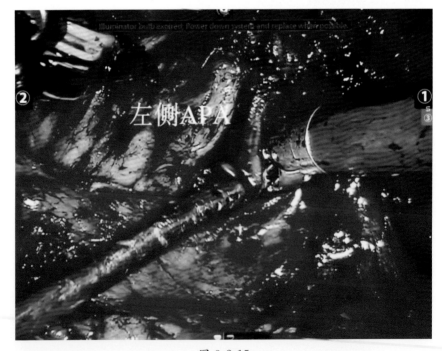

图 3-2-15

3.2.4　术后处理

术后保持引流管通畅。术后第 1 天，进食半流质饮食；2 天后，拔除引流管；7 天后，拔除导尿管，患者出院。术后无血尿、无活动性出血。

术后病理（前列腺肿瘤根治标本）：①前列腺腺泡性腺癌，Gleason 评分 3＋3＝6 分，WHO/ISUP 分级分组为 1/5 组，肿瘤位于左、右体部，以右体部为主，肿物大小约为 1.5cm×1.2cm×1.2cm，左尖、左底及右尖、右底部未见肿瘤累及，尿道未见肿瘤累及，神经侵犯（－），脉管癌栓（－），未见前列腺叶外扩散（EPE，阴性）。②左、右输精管及精囊腺组织未见肿瘤累及，外科手术切缘阴性。③"前列腺前间隙脂肪淋巴结"示脂肪组织，未见淋巴结。④TNM 分期（第 8 版 AJCC）为 $pT_2N_0M_x$。免疫组化染色结果（F5-2 肿瘤细胞）：NKX3.1（＋），MLH1（＋），CK（34BE12）（－），MSH2（＋），MSH6（＋），PMS2（＋），ERG（－），AR（＋），CK5/6（－），P504S（＋），PSA（＋）。

随访 6 个月，患者恢复较好，PSA 保持小于 $0.01\mu g/L$。尿控好，无漏尿。

术后 2 周即开始药物治疗，小剂量他达拉非 5mg PO QN，睡前 1 小时，维持 1 个月。术后 1 个月，鼓励早期进行性生活。患者术后 8 个月性功能基本恢复至术前水平。

3.2.5　手术评述

根据文献资料，前列腺根治术后的勃起障碍发生率高达 10%～100%，导致患者生活质量降低。

阴茎血供包括：①阴部内动脉、髂内动脉分支，在肛提肌下方运行。②阴部副动脉，在肛提肌上方运行，阴茎和尿道外括约肌的血供多起源于闭孔动脉。APA 术中损伤是血管性勃起功能障碍（erectile dysfunction，ED）的重要原因。前列腺切除术后功能结果受多种因素（尤其神经源性和血管源性变量）的影响，该认识仍然是不断完善手术技术的刺激因素。沃尔什的开创性工作帮助勾勒出了前列腺和前列腺周围组织复杂的功能解剖，这为现代根治性前列腺切除术的实施提供了基础。早期的技术改进仅集中于将保留神经血管束作为保留前列腺切除术后勃起功能的手段。然而，血管因素，尤其动脉功能不全和静脉泄漏，已被认为与前列腺癌根治术（radical prostatectomy，RP）后勃起功能障碍的发展有关。

目前，即使在保留神经血管束的前列腺癌根治术中，仍有部分患者术后勃起功能未能恢复。在这部分患者中，有相当一部分是因为术后存在血管异常。血管功能不全是前列腺癌根治术后勃起功能障碍的原因之一。保留海绵体神经是勃起功能恢复的关键。此外，勃起组织仍需要氧供来维持其完整性。因此，当灌注阴茎海绵体的动脉（如阴部副动脉）受损时，勃起功能也会受到影响。在接受腹腔镜前列腺癌根治术的患者中，大约 1/4 患者的不同管径的阴部副动脉在术中能被辨认出来。越来越多的证据表明，阴部副动脉对阴茎勃起有一定的作用，因此，术中应注意保护阴部副动脉。

腹腔镜允许的放大倍数使得 APA 识别比率提高了。APA 不仅在RP 后的勃起功能恢复中起作用，而且 APA 的保存也可能有助于勃起功能的恢复。我们的常规做法是在可能的情况下保留所有类型的 APA。根据现有证据，我们尝试在机器人手术下实施基于尿道周围结构保留＋神经保留＋动脉保留的手术方式。

该患者手术指征：分期为 T_{1a} 或 T_{1b} 期，患者年龄低，对性功能有要求，预期寿命长。局限性前列腺癌根治术前有勃起功能，血清 PSA＜10ng/mL，在前列腺尖部没有浸润或结节。根据以上临床指征进行前列腺癌根治手术。此手术指征的掌握与国外多数学者的观点一致。

手术改良做到如下方面：①最大限度地保留前列腺周围的生理结构（DVC、耻骨前列腺韧带、盆内筋膜、NVB、狄氏筋膜等）；②完全筋膜内切除，边切边缝；③经前入路弧形切口；④尿道与膀胱颈双针吻合；⑤尿道后壁无死腔缝合；⑥尿道前壁缝合膀胱逼尿肌裙和耻骨前列腺韧带组织。

APA 的临床意义在很大程度上仍然是推测的，我们研究的目的是确定是否可以在不影响手术切缘阳性率的情况下保留 APA。目前，虽然尚缺乏关于动脉保留和功能结果的前瞻性研究数据，但越来越多的临床证据表明，血管生成因素与保留神经的 RP 术后勃起功能障碍有关。因此，我们认为，无论采用何种方法，现代的保留神经的 RP 都应该包括保留APA。这种改进将同时解决神经源性和血管源性问题，也是达到最好的术后功能状态所必需的。

3.3　机器人辅助腹腔镜下前列腺癌根治术(经膀胱纵切口)

3.3.1　病史资料

视频 3.3

患者老年男性,体检发现 PSA 升高,具体报告未见。患者遂至当地医院查 tPSA 5.06ng/mL。尔后,患者至上级三甲医院行前列腺穿刺活检,病理提示"良性前列腺组织",建议患者定期复查。定期复查情况如下。

2019 年 3 月 21 日,当地医院查 tPSA 4.12ng/mL。

2020 年 3 月 10 日,当地医院查 tPSA 6.985ng/mL。患者进一步行前列腺增强 MR 示:前列腺增生,前列腺双侧外周带结节状异常信号灶,膀胱后壁结节。建议患者进一步治疗。

患者遂来我院,前列腺穿刺活检病理报告示:①"左内、左外及右内"前列腺增生症。②"右外"前列腺腺癌,Gleason 评分为 4+3=7 分。③"靶区"前列腺腺癌,Gleason 评分为 4+3=7 分,占比 5/6 条,约 50%。④"膀胱肿物"镜示良性前列腺组织及少量血凝块组织。前列腺增强 MR 检查报告:前列腺右后下外周带结节,首先考虑癌,建议穿刺活检。前列腺增强 MRI 图像,T_2 序列见图 3-3-1,DWI 序列见图 3-3-2,ADC 序列见图 3-3-3。

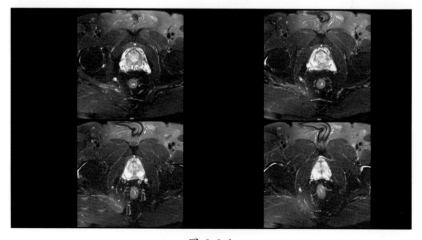

图 3-3-1

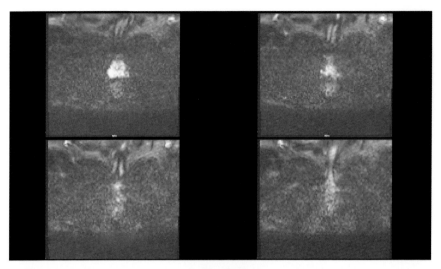

图 3-3-2

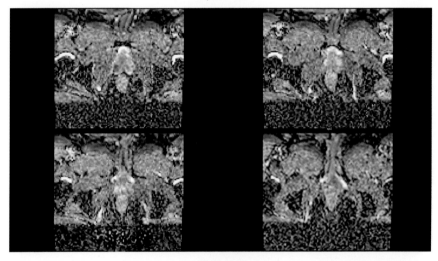

图 3-3-3

3.3.2 术前准备

（1）术前常规血液化验，重要脏器影像学检查，术前骨骼 ECT 检查、MRI 检查结果如上述。

（2）术前常规备血，红细胞 2U、血浆 200mL。

3.3.3 手术方法

（1）全身麻醉，气管插管。麻醉成功后，患者取头低脚高位，常规消毒铺巾,导尿。

(2)体位放置、通道建立及机械臂放置。手术在机器人辅助下经腹腔途径完成。患者双腿分开固定,取 30°的 Trendelenburg 体位。共放置 5 枚套管。于脐下纵行切口置入 12mm Trocar 作为观察镜孔,将气腹压维持在 12～14mmHg(1mmHg＝0.133kPa),直视下于镜头孔右侧 7cm 处放置 8mm Trocar 连接机器人第 1 机械臂,再在右侧 7cm 处放置 8mm Trocar 连接机器人第 3 机械臂,在观察镜孔右侧 7cm 处放置 8mm Trocar 连接机器人第 2 机械臂,再在左侧 8cm 处放置 12mm Trocar 作为辅助孔。

(3)在膀胱背侧第一个腹膜返折处打开腹膜,将膀胱腹膜后间隙的结缔组织游离至耻骨后间隙,用电刀清理前列腺上方脂肪组织,暴露耻骨前列腺韧带;牵拉导尿管,判断膀胱颈口位置,距离颈口 3～5cm 处做纵行切口,打开膀胱(见图 3-3-4)。

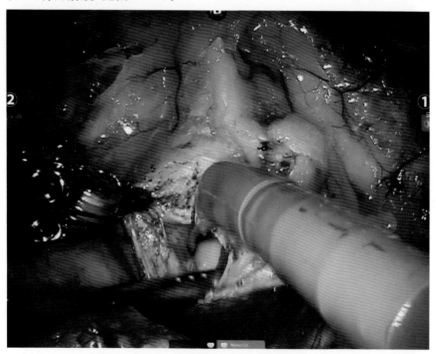

图 3-3-4

(4)暴露颈口,围绕颈口行 360°切口(见图 3-3-5)。

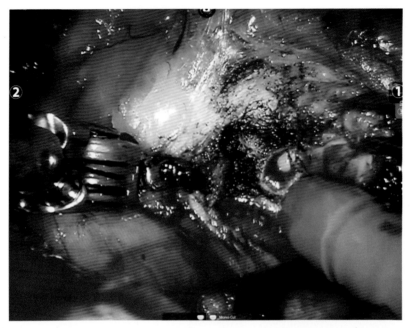

图 3-3-5

（5）远离输尿管开口切开膀胱颈后唇，切口向两侧扩大至膀胱颈 5、7 点，沿前列腺包膜外后缘切开膀胱前列腺肌（见图 3-3-6）。

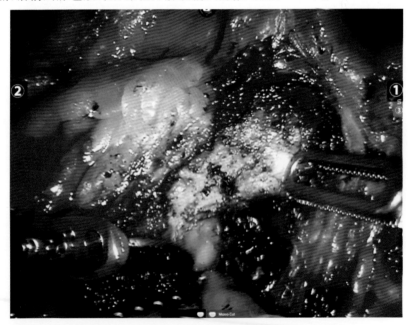

图 3-3-6

（6）提起前列腺组织，分离双侧输精管、精囊（见图 3-3-7）。

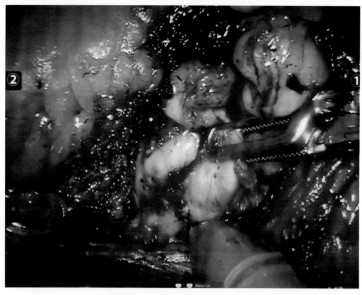

图 3-3-7

（7）于狄氏筋膜前方打开前列腺后壁，暴露前列腺包膜，将直肠与前列腺间隙分离平面向两侧扩大至前列腺侧韧带；筋膜内走行，紧贴前列腺包膜用剪刀分离，必要时用小能量电刀止血。分离出前列腺筋膜内平面（见图 3-3-8）。

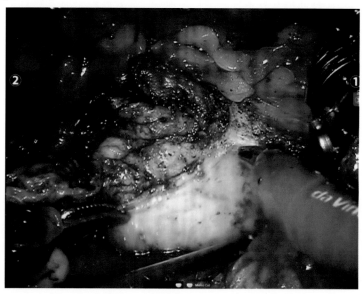

图 3-3-8

（8）于筋膜内层面分离平面，由前列腺包膜外两侧向尖部分离。不切断耻骨前列腺韧带，沿着前列腺包膜电切开离断 DVC 附着处，显露尿道。用剪刀锐性横断尿道前壁（见图 3-3-9），退出导尿管，再剪断尿道后壁，注意保留足够长度的尿道组织。

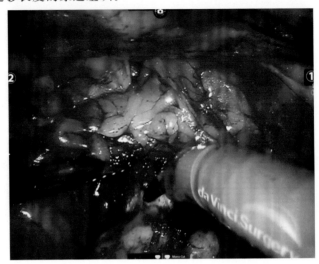

图 3-3-9

（9）用 3-0 双针单乔倒刺线吻合，以 6 点为起点，重建膀胱颈口。助手可托举会阴部，更好地暴露尿道残端，减小膀胱尿道吻合张力（见图 3-3-10）。后壁两侧各缝合 2～3 针后，紧线，使膀胱尿道吻合口后壁完全靠拢，两线尾端分别沿顺时针、逆时针方向缝合（见图 3-3-11）。

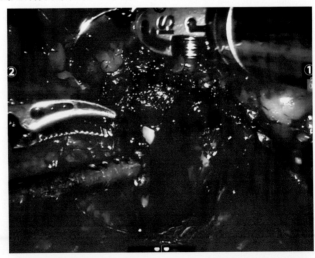

图 3-3-10

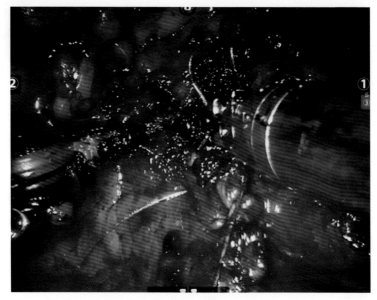

图 3-3-11

（10）最后，将标本装入取物袋，适当延长辅助孔后取出，缝合各切口。

3.3.4　术后处理

术后保持引流管通畅。术后第 1 天，进食半流质饮食；术后第 3 天，拔除引流管；术后第 7 天，拔除导尿管，患者出院。术后无血尿、无活动性出血。

术后大体标本病理诊断（前列腺肿瘤根治标本）：①前列腺腺癌，Gleason 评分为 3+4=7 分，Gleason 4 级约占 20%，WHO/ISUP 分级分组为 2/5 组，肿瘤累及左尖部、左体部，未累及左、右底部、右体部及右尖部，腺叶周神经侵犯阳性，脉管内癌栓阴性（－），肿瘤未见前列腺外扩散（EPE，阴性）。②自检双侧精囊腺及输精管未见肿瘤累及（阴性）。③TNM 分期（第 8 版 AJCC）为 $pT_2N_0M_0$。免疫组化染色结果：B4-1：P504S（＋），ERG（－），CK5/6（－），P63（－），CK（34BE12）（－）。

随访 1 年，患者恢复较好，tPSA 保持小于 $0.01\mu g/L$。尿控好，无漏尿。

3.3.5　手术评述

与术后性功能和尿控功能保持相关的解剖结构包括前列腺周围血管

神经束、功能尿道的长度、尿道周围括约肌、耻骨前列腺韧带、阴部动脉以及前列腺静脉丛等。传统机器人前列腺癌根治术（robot assisted laparoscopic prostatectomy，RALP）以既往开放耻骨后入路手术解剖为基础，会对这些解剖结构造成损伤或有造成损伤的风险，进而可能导致术后性功能和尿控功能异常。因此，RALP一出现就得到快速发展，并发展了多种保留血管神经束的新技术。Gaston和Galfano等先后报道了侧入路及后入路的手术方式，最大可能地保留Retzius间隙结构。其中，意大利Bocciardi教授团队提出了保留Retzius间隙结构，经由前列腺底部平面行RARP的Bocciardi技术，该技术能够有效地避免术中这些解剖结构的损伤，并取得良好的肿瘤控制和术后功能恢复的效果，他们将这种新术式命名为Bocciardi途径的RALP，也称为后入路RALP或保留Retzius间隙的RALP。后入路RALP以其独特的入路方式，最大限度地保留了前列腺周围结构，有明显的优势。2013年，Galfano等公布了对该技术远期疗效的观察结果，其在保证良好的肿瘤控制的前提下，可使患者即时尿控率超过90%，且勃起功能满意，他们认为这种新术式安全有效，有利于早期尿控和勃起功能恢复。

但后入路RALP存在两个主要的技术难点：①操作空间狭小，前列腺体积越大，操作空间越狭小，若再合并腺体周围粘连，组织分离越困难。②膀胱尿道吻合。因前列腺周围筋膜结构在术中未行分离，故在行膀胱颈部和尿道吻合时存在张力，并且吻合操作为自下而上的反向视野，需要一定的吻合技巧。

针对这些操作难点，我们前期行经前入路保留Retzius间隙重要尿控相关组织结构的筋膜内前列腺根治性切除术，又在此基础上完成了16例病例的机器人辅助经膀胱纵切口根治性前列腺切除术。该术式既能最大限度地保留Retzius间隙结构，又能按照大多数泌尿外科医生熟悉的前入路方式操作。相比于后入路，前入路有如下优势：①经膀胱入路能避免游离膀胱和膀胱前间隙，且操作局限于前列腺周围的深骨盆空间，能够完全在筋膜内切除前列腺，充分保留血管神经束的完整性，尽可能地减少前列腺根治性切除手术的损伤。②通过缝扎的方式减少术中出血，避免热损伤对远期性功能和尿控功能恢复的影响，具有积极的意义。③保留了耻骨前列腺韧带及阴部动脉的完整性，达到解剖复位。保护这些结构可能会使患者术后尿控功能和性功能获益。④我们采用纵向小切口打开膀胱,符合大多数手术医生的手术习惯,有利于快速掌握,输精管和精囊也更易显露,减少了膀胱颈分离步骤,最大限度地减少对逼尿肌群的损伤。⑤术后无漏尿发生,即刻控尿率高。⑥膀胱颈部易于辨认及保留,解剖结构的完全复位可以减少漏尿的发生,缩短导尿管的留置时间,降低膀胱颈挛缩及输尿管口损伤的发生率,也有利于术后早期控尿功能的恢复。⑦筋膜内解剖应从 6 点位置开始,该处狄氏筋膜较厚,似单层结构组织,可以清晰辨别,用剪刀较易分离,可以完整地保留前列腺两侧的外层前列腺筋膜及神经血管束,且可减少对 NVB 的机械和热损伤。⑧采用脐下切口,0°镜可以全程手术,极限角度可考虑加 30°镜或抬高观察孔机械臂以改善视野。

3.4　腹腔镜前列腺癌根治术中直肠损伤修补

3.4.1　病例资料

视频 3.4

　　腹腔镜前列腺癌根治术中出现直肠损伤是较为严重的术中并发症,需要修补直肠甚至需要回肠保护性造口来防止术后肠瘘的发生。本案例展示的是腹腔镜前列腺癌根治术中不慎损伤直肠前壁,手术进行了同期修补,逐层缝合黏膜层、浆膜层、前列腺直肠间隙筋膜层,并未行回肠保护性造口。患者术后禁食数日后逐渐恢复饮食,并痊愈出院。

　　患者,男性,69 岁。BMI 27.1;腹部手术或前列腺手术史无;穿刺与手术间隔时间为 92 天;穿刺阳性针数 11/12;前列腺体积 55.2mL;前列腺轻度凸入膀胱;行新辅助内分泌治疗;肛指检查双侧硬,间隙不清晰;术前 TNM 分期 $T_{3a}N_0M_0$;术前 Gleason 评分 4+4=8 分。手术时间 138min;修补时间 41min;术中出血量 150mL;分离前列腺尖部时损伤;直肠破口长径为 1cm;术后肿瘤病理分期 $T_{3b}N_1M_0$;术后 Gleason 评分 5+4=9 分;肿瘤切缘尖部。

3.4.2　手术过程

　　(1)暴露直肠创面(见图 3-4-1)。

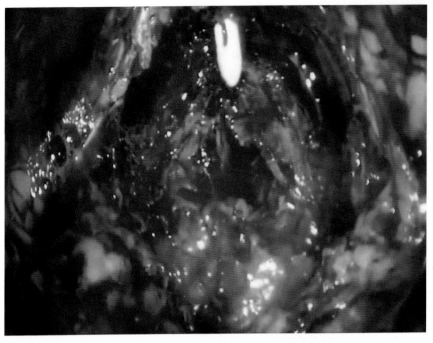

图 3-4-1

（2）缝合关闭直肠黏膜层（见图 3-4-2）。

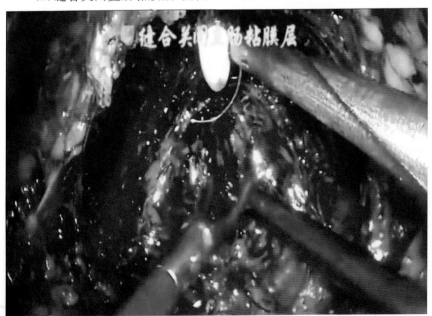

图 3-4-2

（3）缝合直肠浆膜层（见图 3-4-3）。

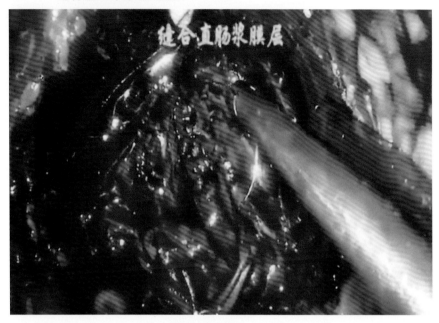

图 3-4-3

（4）缝合前列腺直肠间隙筋膜（见图 3-4-4）。

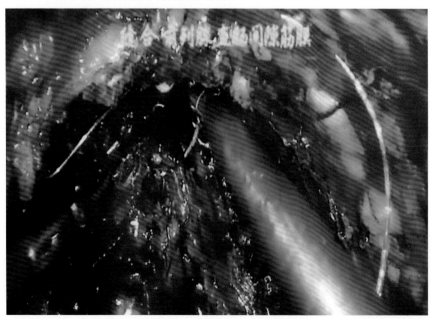

图 3-4-4

（5）冲洗创面检查（见图 3-4-5）。

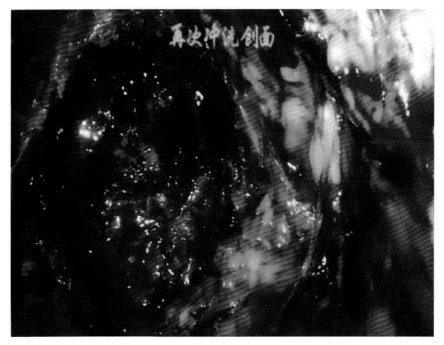

图 3-4-5

3.4.3　手术评述

对于易出现术中直肠损伤的患者，应注意以下几个问题。

（1）对于局部进展期或高危前列腺癌患者，建议行半年以上的新辅助内分泌治疗，术前通过直肠指诊明确直肠间隙是否清晰。对于经尿道前列腺手术中的偶发癌，建议至少半年再行根治性前列腺切除术。前列腺穿刺术后容易引起前列腺周围炎症，使周围间隙粘连、血管增生，我们一般推荐在穿刺后 3～5d 内就进行手术；若患者因病理需要进一步行免疫组化而推迟出结果，则延迟至 4～6 周后再手术。

（2）在分离前列腺及精囊的过程中，若空间不佳或粘连严重，请务必保证视野清晰，并尽量紧贴前列腺耐心地用冷刀分离，切勿在层次不清时盲目下刀。

（3）术中若发现直肠损伤，不要过多地检查和翻弄创口，包括用腹腔镜器械检查创口、探查直肠，及直肠指检探查创口，因为反复地检查伤口可能增加创口面积和破坏伤口条件而丧失原本可良好术中修复的机会，除此之外还可能引起术后腹腔内感染。应在行简单的探查后决定修补方式：对于创口不大(≤1.5cm)、边缘整齐、术前肠道准备良好的患者，可行一期腔镜下缝合，并且不用回肠预防性造口；对于创口大、边缘破碎、拟缝合的层次不清、术前肠道准备不佳的患者，可行腔镜下缝合并行回肠预防性造口；对于腔镜下不能完成者可中转开放手术。

（4）缝合直肠损伤口一般采用三层缝合法，即直肠黏膜层、直肠壁外层、狄氏筋膜后层。缝合时，注意层次对合整齐。缝合前及缝合后均应注意用大量稀释碘伏溶液反复冲洗术区，防止发生术后感染而导致修补失败。若患者高龄，营养情况较差，则术后出现直肠腹腔瘘或直肠尿道瘘等并发症的可能性较大。为预防此情况，可打开原前列腺后壁处腹膜，并将少量大网膜拖入直肠与重建尿道之间并用缝线固定，以此预防瘘的发生。

（5）关于术前肠道准备，我们建议术前应该对有直肠损伤高危因素的患者做良好的肠道准备，包括禁食 12h 以上，口服致泄剂或清洁灌肠。术后应在确认肠道通气后 1～2d 开始进水。

3.5 前列腺癌根治术后 Hem-o-lock 夹残留处理

视频 3.5

3.5.1 病例资料

患者，男性，64 岁，BMI 26.3。前列腺癌根治术后 2 年，尿痛 2 年余。患者 2 年前在本院行达芬奇辅助下腹腔镜前列腺癌根治术，病理结果示：①"前列腺"腺癌，Gleason 评分为 3＋4＝7 分，癌组织累犯左尖部、左体部、右尖部、右体部，未见明确脉管及神经累犯，手术标本切缘阴性。②左右输精管断端切缘及左右精囊腺均为阴性。

出院后，患者出现尿痛、尿急，伴会阴部刺痛感及肛门坠胀感，有腰背酸胀感，活动后加重，休息后可缓解，无尿频，无泡沫尿，无肉眼血尿，无腹痛、腹胀，无恶心、呕吐等不适。2 年多来，患者自感上述症状逐渐加重，多次至我院门诊就诊，予以药物保守特殊处理。

13 天前，患者再次至我院就诊，查 B 超示：膀胱壁近前列腺区局部偏厚，膀胱颈部近前列腺区偏左侧强回声斑，术后改变考虑。拟"膀胱肿物"收住入院。

住院后,查 tPSA 0.01ng/mL。CT(见图 3-5-1 和图 3-5-2)示:前列腺切除术后改变;膀胱后壁略增厚,内致密影。

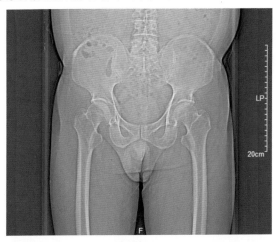

图 3-5-1

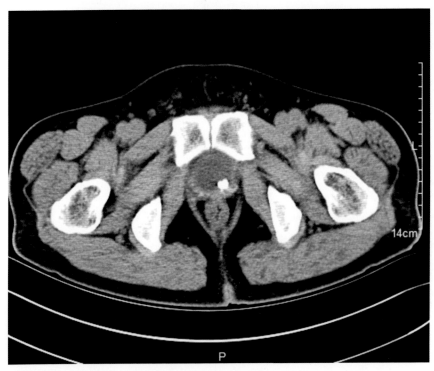

图 3-5-2

3.5.2　手术步骤

（1）术中膀胱镜下所见 Hem-o-lock 夹和表面附着的结石（见图 3-5-3）。

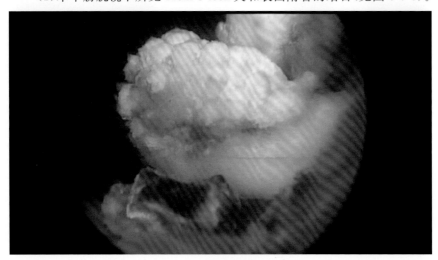

图 3-5-3

（2）尝试推开移动 Hem-o-lock 夹及结石（见图 3-5-4）。

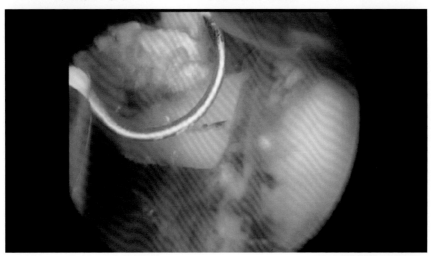

图 3-5-4

（3）切开 Hem-o-lock 夹深部膀胱壁（见图 3-5-5）。

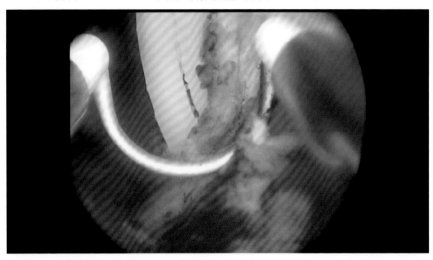

图 3-5-5

（4）去除第 1 个 Hem-o-lock 夹（见图 3-5-6）。

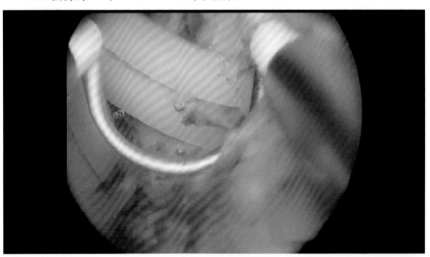

图 3-5-6

（5）去除第 2 个 Hem-o-lock 夹（见图 3-5-7）。

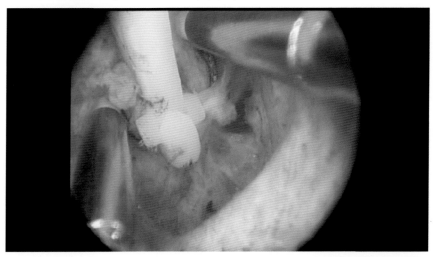

图 3-5-7

（6）去除第 3 个 Hem-o-lock 夹（见图 3-5-8）。

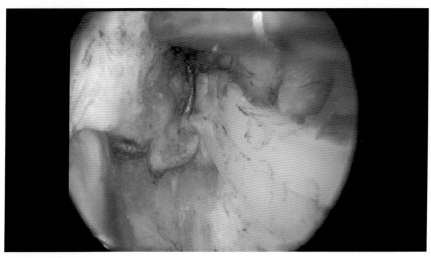

图 3-5-8

取出体外的所有 Hem-o-lock 夹及结石见图 3-5-9。

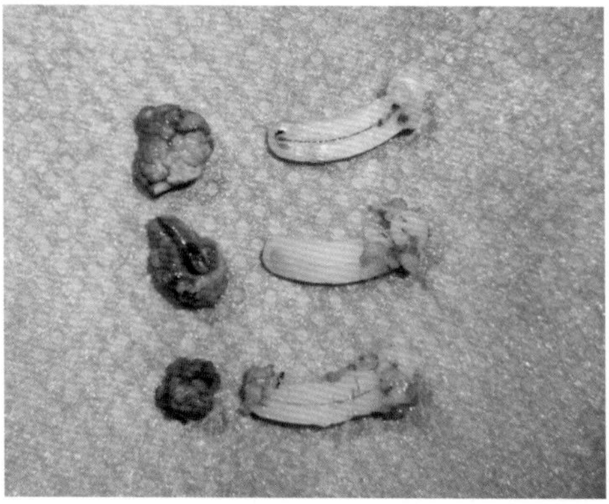

图 3-5-9

3.5.3　手术评述

前列腺癌根治术后的随访期,外科医生重点关注的往往是有没有肿瘤残留复发(PSA 水平)、带几块尿不湿(漏尿情况)、同房和阴茎勃起的情况(性生活)。但对患者其他的不适主诉往往缺乏重视,这其中就包括了少见但并非罕见的"Hem-o-lock 夹残留综合征"。

Hem-o-lock 夹是前列腺癌根治术中处理前列腺侧血管蒂的常用材料。国内大多数医疗机构所采用的 Hem-o-lock 夹是不可吸收材质,并且应用广泛。但如果 Hem-o-lock 应用不当,比如上夹的角度不佳,上夹的位置不良(过于靠近膀胱尿道吻合口等),尿道或膀胱颈肌层缺失过多(术后嵌入),膀胱尿道吻合针距过于疏松等,Hem-o-lock 夹可全部落入或部分嵌入膀胱腔、膀胱壁、膀胱尿道吻合口等。这是造成患者术后尿道狭窄、排尿困难、尿急尿痛、会阴刺痛及肛门坠胀等不适主诉的不可忽视的原因,部分患者苦不堪言。

术中应注意以下几个方面:

(1)根据术前 CT、术中所见,明确 Hem-o-lock 夹数目,防止遗漏。

(2)有些 Hem-o-lock 嵌入膀胱深肌层,创面较深,术后应留置导尿以策安全。

(3)也可采用针状电极、激光等方式处理残留的 Hem-o-lock 夹。

第 4 章　阴茎癌、睾丸癌、腹膜后肿瘤 ——

4.1　左睾丸癌术后-机器人辅助腹腔镜下左腹膜后淋巴结清扫术

4.1.1　病例资料

患者,男性,41 岁,BMI 27.40。左睾丸癌术后 2 周,要求进一步治疗而入院。患者 2 周前因"左侧睾丸肿物"在外院行"左侧睾丸附睾切除术",病理结果示(左侧睾丸)恶性混合性生殖细胞肿瘤,成分依次为胚胎性癌、卵黄囊瘤、精原细胞瘤、畸胎瘤,局部伴滋养细胞分化,肿物侵犯睾丸被膜及睾丸网。附睾、输精管及输精管切缘均未见肿瘤累及,瘤旁合并原位生精细胞瘤变。免疫组化及特殊染色:瘤细胞 SALLA(大部分＋),CD117(部分＋),Oct 3/4(部分＋),D2-40(部分＋),PLAP(部分＋),AE1/AE3(部分＋),CD30(部分＋),AFP(灶＋),HCG(局灶＋),SMA(局灶少数细胞＋),Desmin(局灶少数细胞＋),GPC-3(少量＋),Ki67(热点区约 60％＋)。

拟行机器人辅助腹腔镜下左腹膜后淋巴结清扫术。

4.1.2　手术步骤

(1)打开左肾周筋膜外间隙(见图 4-1-1)。

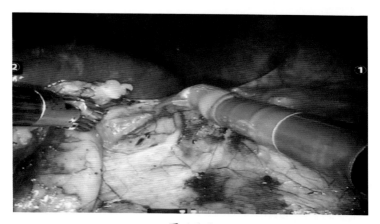

图 4-1-1

（2）左髂血管平面找到并保护左输尿管（见图 4-1-2）。

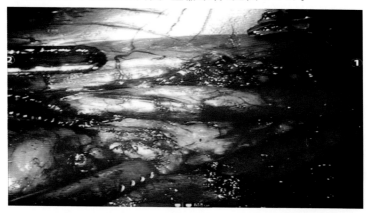

图 4-1-2

（3）沿腹主动脉外侧清理淋巴结（见图 4-1-3）。

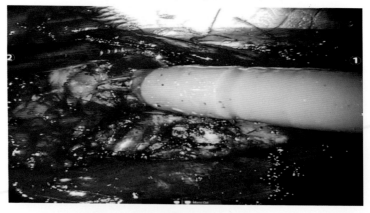

图 4-1-3

（4）注意保护腹主动脉分支（见图 4-1-4）。

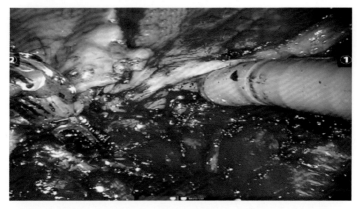

图 4-1-4

（5）夹闭后离断左肾静脉属支（左腰静脉、性腺静脉），见图 4-1-5。

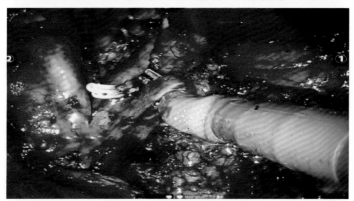

图 4-1-5

（6）夹闭后离断左肾静脉属支（左肾上腺中央静脉），见图 4-1-6。

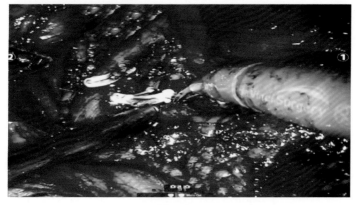

图 4-1-6

（7）重点清扫左肾门区淋巴结（见图 4-1-7）。

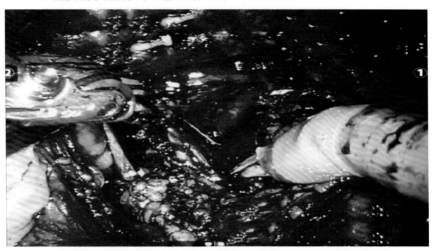

图 4-1-7

（8）完成左腹膜后淋巴结清扫（见图 4-1-8）。

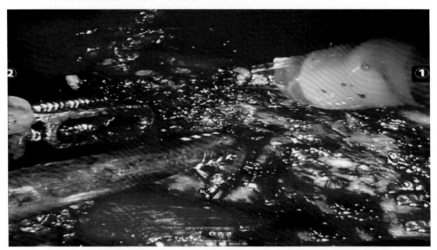

图 4-1-8

4.1.3　术后处理

术后病理：（左肾门腹膜后淋巴结）会诊组织为淋巴结。免疫组化标记结果显示其中有恶性生殖细胞肿瘤转移成分，瘤细胞退变坏死，倾向为胚胎性癌成分转移。免疫组化及特殊染色：瘤细胞 AE1/AE3（＋），SALL4（＋），0ct3/4（部分＋），CD3（－），CD20（－），S-100（－），SYN

（一），Ki67（欠理想）。患者回当地医院继续行 EP 方案（依托泊苷＋顺铂）化疗。

4.1.4　手术评述

睾丸非精原细胞瘤（non-seminoma germ cell tumor，NSGCT）恶性程度较高，容易转移至腹膜后淋巴结。对此，除根治性睾丸肿瘤切除术以外，常需行腹膜后淋巴结清扫术（laparoscopic retroperitoneal lymph node dissection，RPLND）。腹膜后淋巴结清扫术也是早期睾丸非精原细胞瘤的重要诊断和治疗方法。2006 年，Davol 等首先应用机器人辅助腹腔镜腹膜后淋巴结清扫术。机器人辅助腹腔镜腹膜后淋巴结清扫术具有独特的优势，高清的 3D 视野和精确的操作能够更好地保留神经，减少副损伤，值得推广和应用。至于手术清扫的范围是单侧还是双侧，目前仍没有统一意见。因为左侧睾丸的主要淋巴引流不越过腹主动脉，肿瘤向右转移的机会少，所以主张经左侧结肠旁沟进路行单侧腹膜后淋巴结清扫术。而右侧睾丸淋巴引流到对侧，肿瘤可累及对侧淋巴结，因此主张沿右侧结肠旁沟切开后腹膜至盲肠下方转向屈氏韧带，显露腹膜后组织并行双侧腹膜后淋巴结清扫术。

本手术演示的是左侧睾丸癌的机器人辅助腹腔镜腹膜后淋巴结清扫术。手术要点：①需以腹主动脉为重要的解剖标志。注意辨认和保护其相应分支。②清扫的关键点是对肾门淋巴结进行彻底清扫。相应的肾静脉属支（如左腰静脉、性腺静脉、左肾上腺中央静脉等）必要时可离断切除，以保证清扫效果。③清扫时需第一时间辨认左输尿管，防止误损伤。

4.2　机器人辅助腹腔镜下双侧腹股沟淋巴结清扫术（阴茎癌）

视频 4.2

4.2.1　病例资料

患者，老年男性，因"发现阴茎肿物 5 年"入院。阴茎肿物 5 年，进行性增大。CT 提示：阴茎肿瘤，伴双侧腹股沟淋巴结肿大。阴茎肿块活检：高分化鳞状细胞癌。拟行单一机位机器人辅助腹腔镜顺行双侧腹股沟淋巴结清扫术＋阴茎部分切除术。本节仅展示腹股沟淋巴结清扫部分。

4.2.2　手术方法

单一机位机器人辅助腹腔镜顺行双侧腹股沟淋巴结清扫术。

（1）全身麻醉，气管插管。麻醉成功后，患者取平卧位，头低脚高，双腿伸直呈"八"字尽量分开（见图 4-2-1）。

（2）脐下切开皮肤和皮下脂肪层（包括浅筋膜脂性层和浅筋膜膜性层）约 4cm（A 处），进入，找到腹直肌前鞘，用电刀沿着腹直肌前鞘和腹外斜肌表面向下及左右两侧最大限度地游离皮下空间，在距脐左右外侧 8cm 向下 2cm 置入 2 个 8mm Trocar（B、C 点），在脐部进 12mm Trocar 作为观察镜孔后缝合脐部切口，充气后进 0°机器人摄像头，在观察镜监视下向右侧继续游离皮下层，在腋前线脐下 3cm 处进 12mm Trocar 作为辅助孔。连接 1、2 号机械臂，分别置入机器人器械（Maryland 式双极分离钳、单极电剪），见图 4-2-2 和图 4-2-3。

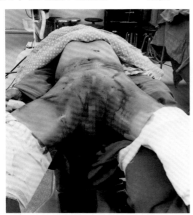

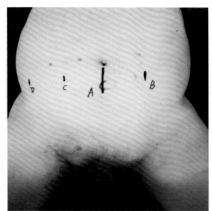

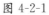

图 4-2-1　　　　　　　　　　　　　图 4-2-2

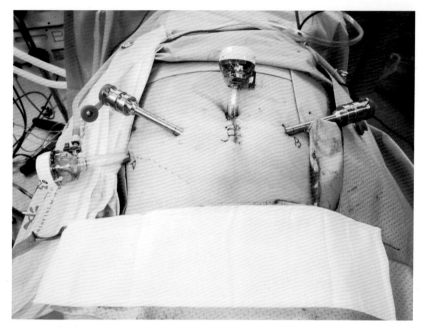

图 4-2-3

（3）先行一侧清扫，从腹外斜肌腱膜向浅层游离，清除浅筋膜内脂肪组织及浅组淋巴结，紧贴腹外斜肌腱膜进行清扫（见图 4-2-4）。

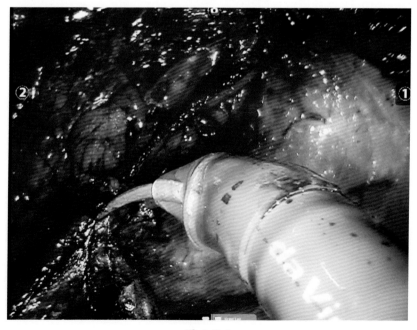

图 4-2-4

（4）助手按压腹股沟韧带协助表面定位（见图 4-2-5）。

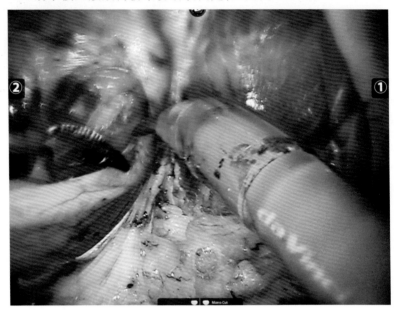

图 4-2-5

（5）向下游离至股三角顶点，外界为缝匠肌内侧缘，内界为长收肌外侧缘（见图 4-2-6 和图 4-2-7）。

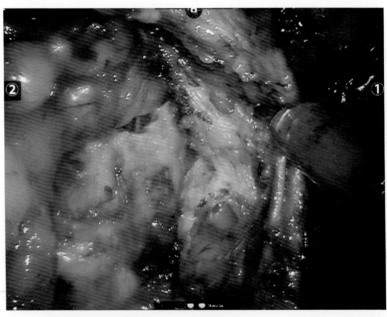

图 4-2-6

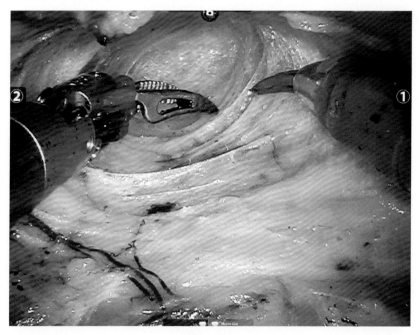

图 4-2-7

（6）显露股动、静脉并使其表面骨骼化，向下游离股静脉显露大隐静脉及其分支，并予以保留（见图 4-2-8 至图 4-2-10）。

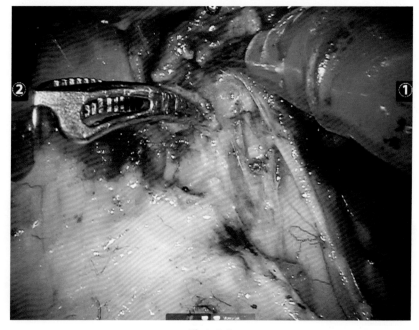

图 4-2-8

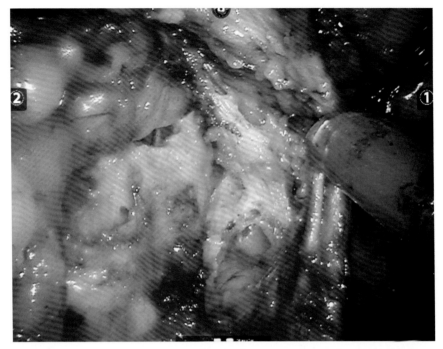

图 4-2-9

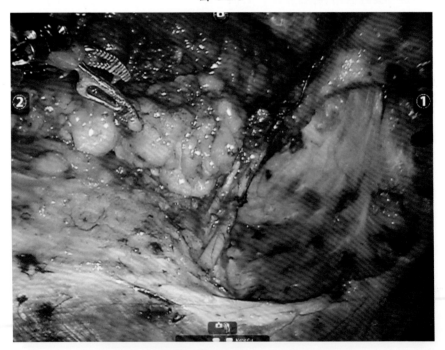

图 4-2-10

（7）同法行对侧清扫（见图 4-2-11）。取出的标本见图 4-2-12。

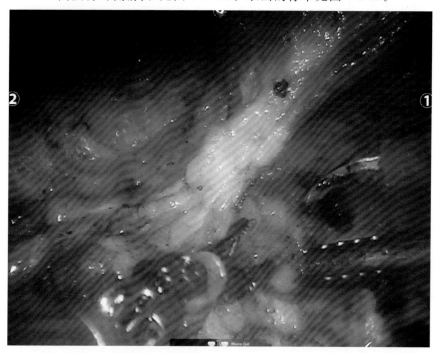

图 4-2-11

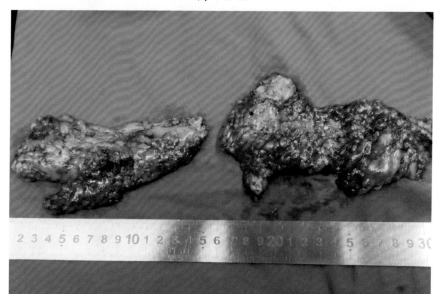

图 4-2-12

4.2.3　术后处理

术后保持引流管通畅。术后第 1 天,进食流质饮食;术后第 4 天,带引流管出院;出院后 3 周,来院拔除引流管。

4.2.4　手术评述

相比于传统的开放手术和腹腔镜手术,机器人辅助腹腔镜顺行双侧腹股沟淋巴结清扫术的优势明显,我们总结如下。

(1)能够在一个机位完成标准的双侧腹股沟淋巴结清扫,套管数量少,简化了手术步骤,节约了手术时间。

(2)每个套管之间角度和距离足够大,手术中有良好的视野,既保证了清扫的范围,又有效地避免术中器械"打架"。

(3)机器人操作精细,最大限度地保留血管,特别保留大隐静脉及其属支,减少皮瓣缺血、切口不愈合等皮肤切口相关并发症的发生。

(4)机械臂的灵活操作可以更好地应对术中可能出现的血管损伤及其他意外。

(5)必要时也可以将套管置入腹腔,同期行盆腔淋巴结清扫。

但在临床实践过程中还要注意以下问题。

(1)尽量保留大隐静脉及其属支,以减少术后相关并发症。

(2)术中必要时需助手牵拉精索、按压腹股沟管来协助定位,避免"迷路"。

(3)贴近皮肤的浅层尽量用剪刀游离。遇到小血管无法保留时,先用双极电凝再剪断,可以最大限度地防止术后皮肤坏死。

4.3　机器人辅助腹腔镜下腹膜后肿瘤切除术

视频 4.3

4.3.1　病例资料

患者,男性,19 岁,因"检查发现腹膜后多发结节 1 个月"入院。1 个月前,当地医院 CT 检查提示腹膜后多发结节,为进一步治疗来我院。入院后,行腹部 CT 检查,结果如图 4-3-1 至图 4-3-3 所示。

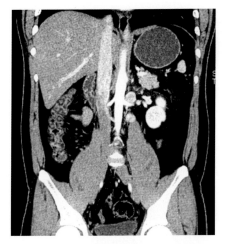

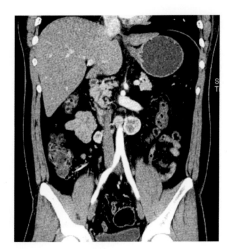

图 4-3-1　　　　　　　　　　　　　　　图 4-3-2

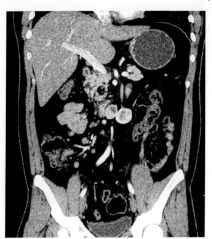

图 4-3-3

4.3.2　手术步骤

（1）游离肾周筋膜（见图 4-3-4），离断脾肾韧带（见图 4-3-5），充分暴露肿瘤（见图 4-3-6）。

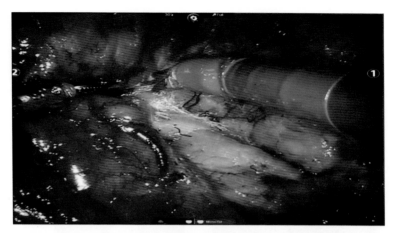

图 4-3-4

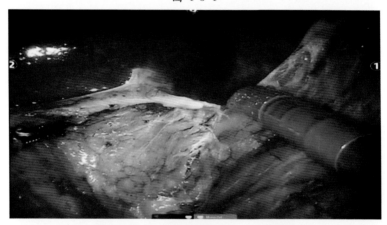

图 4-3-5

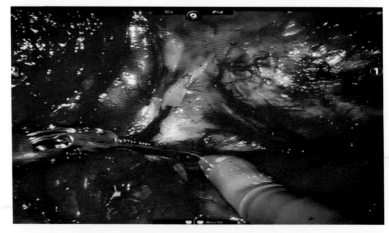

图 4-3-6

（2）沿肿瘤包膜,逐个切除肿瘤。沿肿瘤边缘切开肾周筋膜（见图4-3-7）;夹闭肿瘤血管后离断（见图4-3-8）;完整切除一个肿瘤（见图4-3-9）;暴露肾静脉（见图4-3-10）;牵开肾静脉,暴露另一个肿瘤（见图4-3-11）,并完整切除该肿瘤（见图4-3-12）。

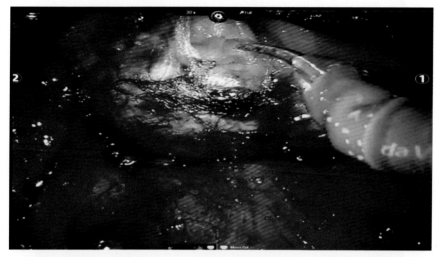

图 4-3-7

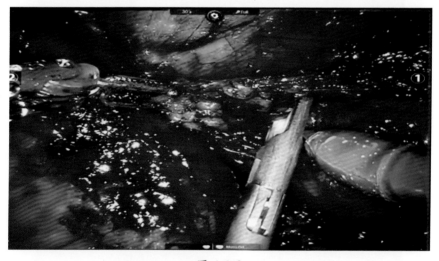

图 4-3-8

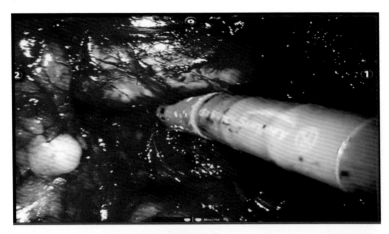

图 4-3-9

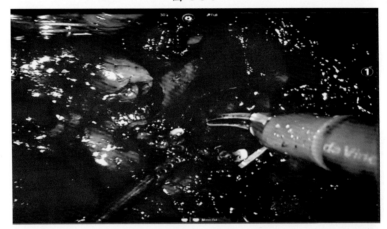

图 4-3-10

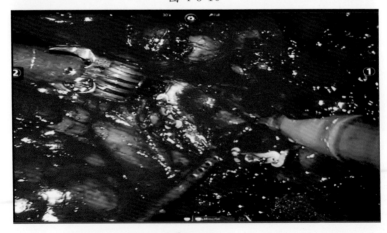

图 4-3-11

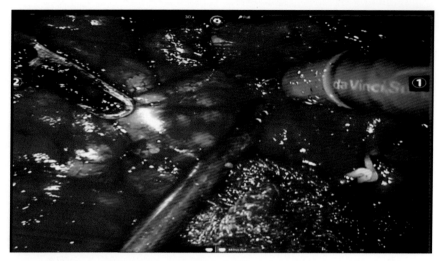

图 4-3-12

4.3.3　手术评述

（1）充分暴露：游离肾周筋膜，可见腹膜后隆起肿瘤影，沿肿瘤周围充分暴露肿瘤，注意周围大血管的位置情况。

（2）肿瘤血管的处理：肿瘤较大时，供养血管会相应较粗大，需沿包膜仔细游离肿瘤，用 Hem-o-lock 夹闭后离段，可以避免术中大出血以及保持手术视野清晰。

（3）肿瘤定位：术前仔细阅片，明确肿瘤数量、大小、位置以及毗邻关系。术中牵拉血管时需轻柔，避免损伤血管。

第 5 章　尿路修复重建等 ——————

5.1　应用大网膜垫技术的腹腔镜左输尿管狭窄段切除＋端端吻合术

5.1.1　病例资料

视频 5.1

杨某,男性,72 岁,BMI 18.69。左输尿管结石钬激光碎石术后 1 年,左腰部酸胀 3 个月余。2019 年 3 月 4 日,外院行"左输尿管镜下检查术＋左输尿管逆行造影检查术"。术中见:左输尿管中段闭锁。造影见:左肾下盏细小结石;左肾盂及左输尿管上段扩张(未见造影剂),左输尿管中下段造影剂显影。在本院进一步完善 CTU 检查(见图 5-1-1 和图 5-1-2)。

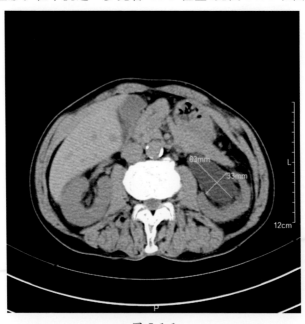

图 5-1-1

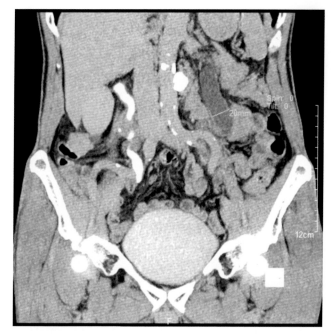

图 5-1-2

5.1.2 手术步骤

(1)打开左半结肠韧带(见图 5-1-3)。

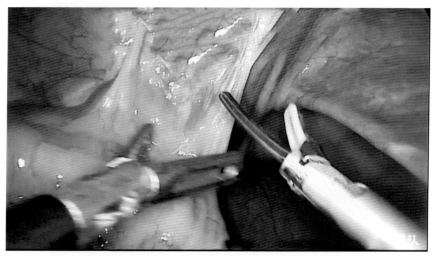

图 5-1-3

（2）在髂血管平面找到左输尿管（见图 5-1-4）。

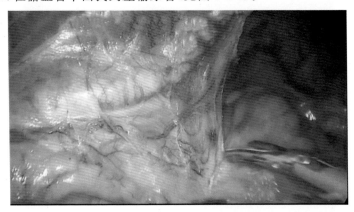

图 5-1-4

（3）分离左输尿管狭窄段（见图 5-1-5）。

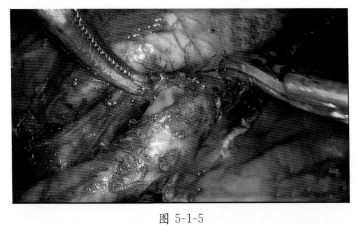

图 5-1-5

（4）向高位纵行剖开左输尿管（见图 5-1-6）。

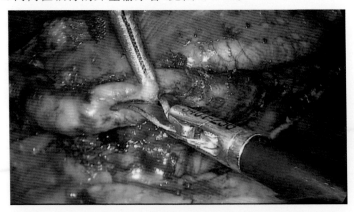

图 5-1-6

（5）去除左输尿管周围瘢痕组织，以达到松解的目的（见图 5-1-7）。

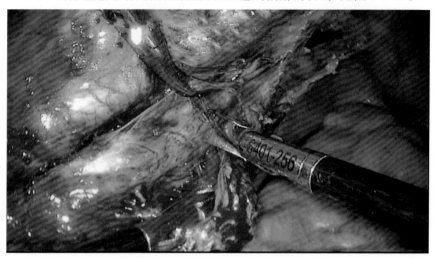

图 5-1-7

（6）向低位纵行剖开左输尿管（见图 5-1-8）。

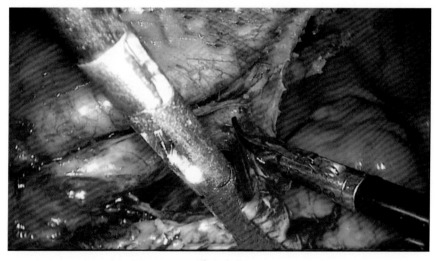

图 5-1-8

（7）低位离断左输尿管（见图 5-1-9）。

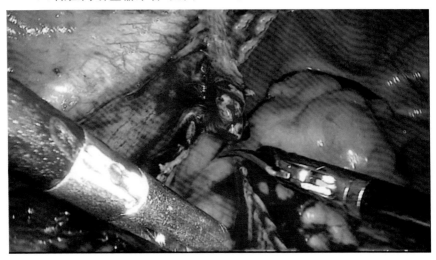

图 5-1-9

（8）开始吻合左输尿管后壁（见图 5-1-10）。

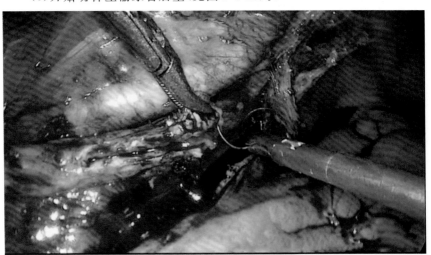

图 5-1-10

（9）完成左输尿管后壁吻合（见图 5-1-11）。

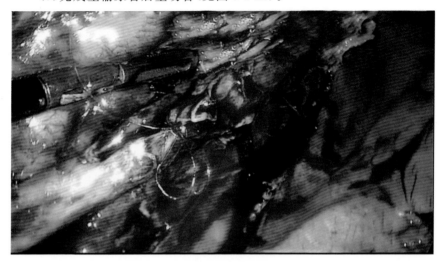

图 5-1-11

（10）置入双 J 管（见图 5-1-12）。

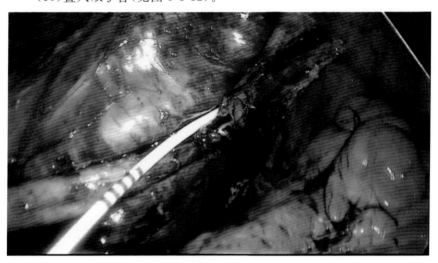

图 5-1-12

(11)吻合左输尿管前壁(见图 5-1-13)。

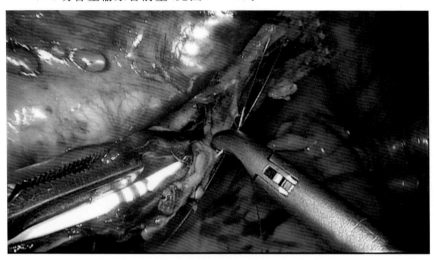

图 5-1-13

(12)完成左输尿管前壁吻合(见图 5-1-14)。

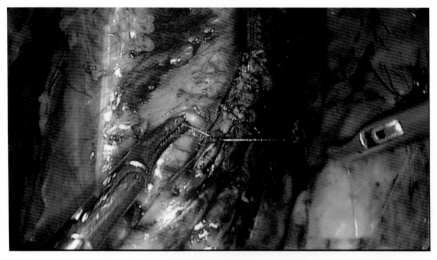

图 5-1-14

（13）大网膜包裹左输尿管（见图5-1-15）。

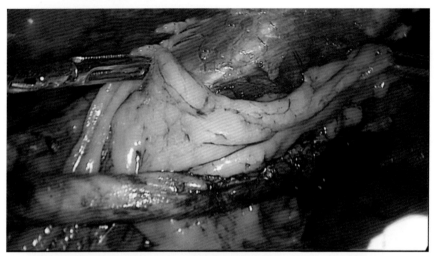

图 5-1-15

5.1.3　术后处理

术后保持引流管通畅。术后第1天,恢复半流质饮食;术后第3天,拔除引流管;术后第7天,拔除导尿管出院;术后2个月,拔除双J管。

5.1.4　手术评述

输尿管镜操作的学习曲线短,短期即可掌握初步的进镜技巧,因此输尿管镜配合钬激光碎石技术在各级医院开展得如火如荼。此类手术的并发症有输尿管狭窄、穿孔甚至输尿管黏膜全程撕脱伤等。输尿管狭窄是其中最为常见的并发症,除患者自身的因素外,很重要的原因之一是术者未注意控制激光功率,局部高温造成"热水煮肉"效应。如果输尿管狭窄程度较重(如瘢痕狭窄段过长、过深,或者闭锁等),那么其他处理方法(如输尿管内双J管内支撑、球囊扩张、再次激光狭窄瘢痕切除)的长期效果也并不理想,常需借助腹腔镜或机器人辅助腹腔镜手术。

手术要点:

（1）注意对输尿管的保护性分离,最大限度地减少对输尿管血供的影响。

（2）对输尿管狭窄闭锁段,需精准探查切除。

（3）采取输尿管大网膜包裹技术,以对吻合区提供额外血供。

5.2　机器人辅助腹腔镜右肾盂肾盏成型术

5.2.1　病例资料

视频 5.2

　　患者,女性,16 岁,因"检查发现右肾积水 6 年,加重 3 个月"入院。
3 个月前,在当地医院行右肾穿刺造瘘术,术后引流管每天引出约 200mL
尿液。入院检查泌尿系 CT 提示:右肾重度积水(见图 5-2-1 至图5-2-3)。
于右肾顺行造影(见图 5-2-4)。

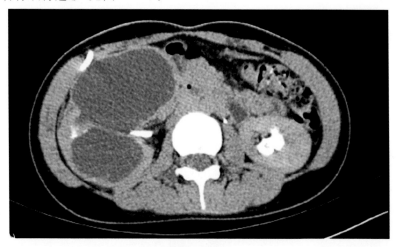

图 5-2-1

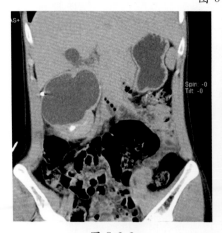

图 5-2-2

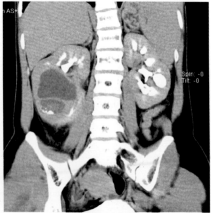

图 5-2-3

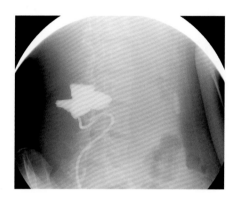

图 5-2-4

5.2.2　手术步骤

(1)切开肾周筋膜(见图 5-2-5),分离肾周(见图 5-2-6)。

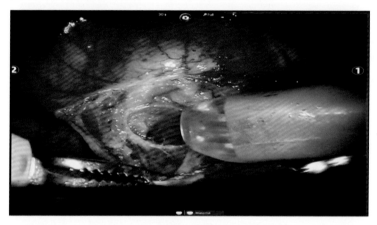

图 5-2-5

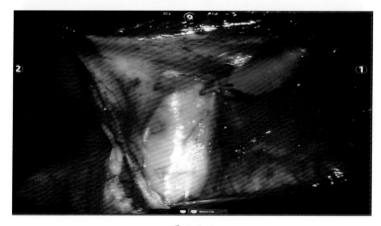

图 5-2-6

　　（2）打开扩张的肾盏（见图 5-2-7），吸尽积液（见图 5-2-8），切除多余的菲薄肾皮质（见图 5-2-9）。

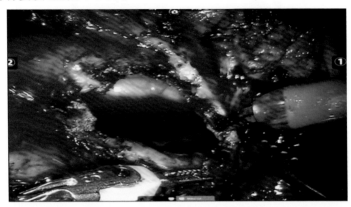

图 5-2-7

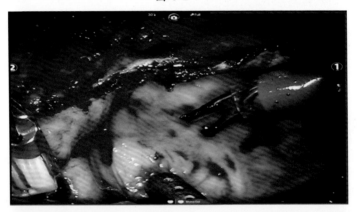

图 5-2-8

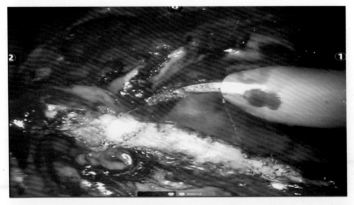

图 5-2-9

（3）在肾盂注射亚甲蓝，寻找狭窄肾盏颈口（见图 5-2-10）；切开肾盏颈口（见图 5-2-11），寻找正确通道（见图 5-2-12）并扩大肾盏颈口（见图 5-2-13），切除多余颈口组织（见图 5-2-14），最终颈口成型（见图 5-2-15）。

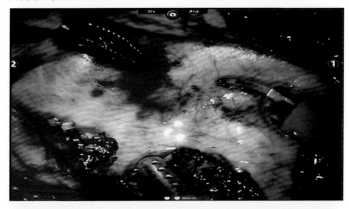

图 5-2-10

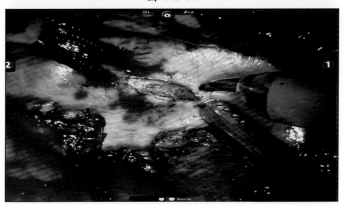

图 5-2-11

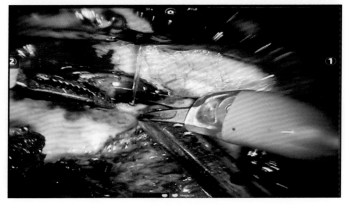

图 5-2-12

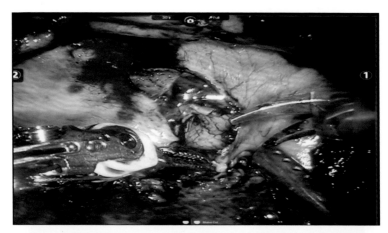

图 5-2-13

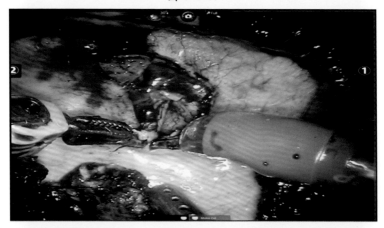

图 5-2-14

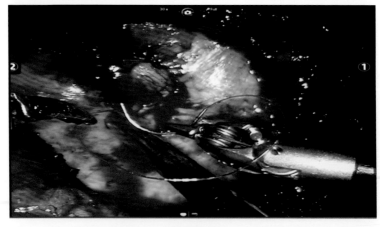

图 5-2-15

　　(4)切开相邻扩张肾盏间隔(见图 5-2-16),并扩大通道(见图5-2-17)、成型(见图 5-2-18)。

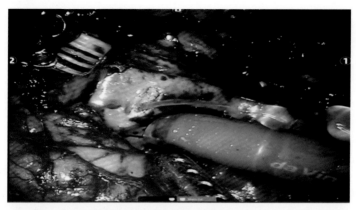

图 5-2-16

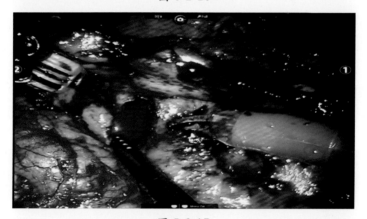

图 5-2-17

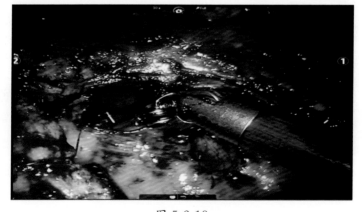

图 5-2-18

　　(5)腔内超声定位其余扩张肾盏(见图 5-2-19),切开肾盏(见图 5-2-20),打通扩张肾盏间隔(见图 5-2-21),扩大并成型(见图 5-2-22)。

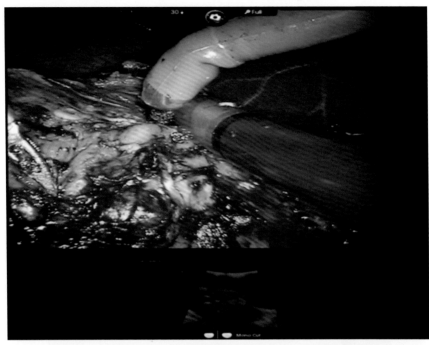

图 5-2-19

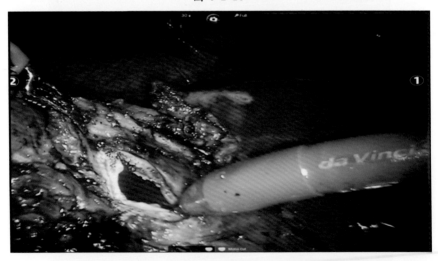

图 5-2-20

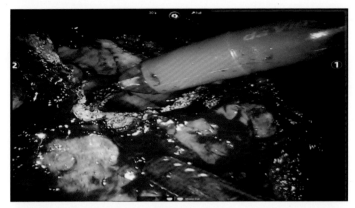

图 5-2-21

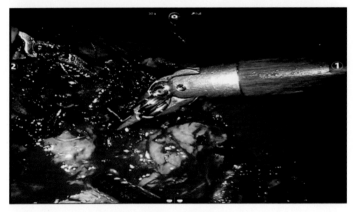

图 5-2-22

（6）沿成型肾盏颈口留置双 J 管（见图 5-2-23），上端留置在扩张肾盏内。

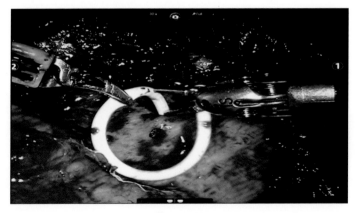

图 5-2-23

（7）缝合肾皮质（见图 5-2-24），留置肾造瘘管（见图 5-2-25）并引出体外，缝合肾周筋膜（见图 5-2-26）。

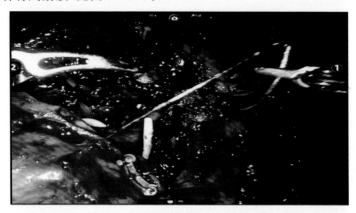

图 5-2-24

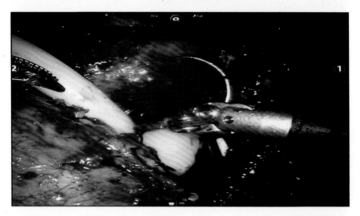

图 5-2-25

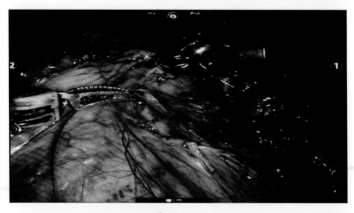

图 5-2-26

5.2.3　手术评述

（1）沿腹侧打开扩张肾盏，切除多余的菲薄肾皮质，缩小扩张肾盏空间，减小术后积水空间，降低发生感染、引流不畅等的风险。

（2）肾盏颈口尽量扩大，切除多余颈口组织，缝合打结在肾盂黏膜外，降低线结反应引起颈口狭窄的风险，保持通畅性。

（3）腔内超声定位扩张肾盏，将各扩张肾盏之间间隔打通。

（4）将双 J 管上端留置在扩张肾盏内，保证成型颈口引流通畅；留置肾造瘘管并引出体外，避免发生尿外渗、双 J 管引流不畅等的风险。

5.3　机器人辅助腹腔镜输尿管膀胱再植术

视频 5.3

5.3.1　病例资料

陈某，女性，52 岁，左输尿管结石钬激光碎石术后 1 年，左腰部酸胀 3 个月余。外院行"左输尿管镜下检查术＋左输尿管逆行造影检查术"。术中见：左输尿管中下段闭锁。造影见：左肾下盏细小结石；左肾盂及左输尿管上段扩张（未见造影剂），左输尿管中下段造影剂显影。

拟行机器人辅助腹腔镜输尿管膀胱再植术。

5.3.2　手术步骤

（1）游离输尿管：辨认髂外动静脉，于髂外血管外打开侧腹膜（见图 5-3-1），找到跨过髂外动脉的输尿管并向下游离（见图 5-3-2），直至狭窄处离断（见图 5-3-3），切除输尿管下段（见图 5-3-4）。

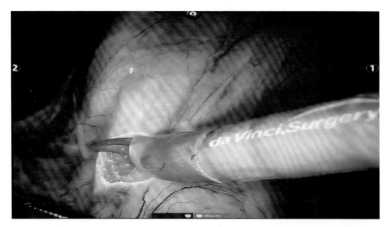

图 5-3-1

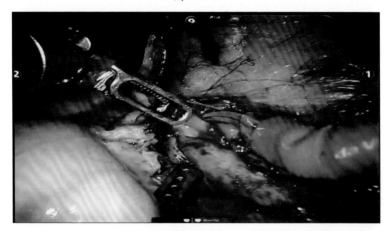

图 5-3-2

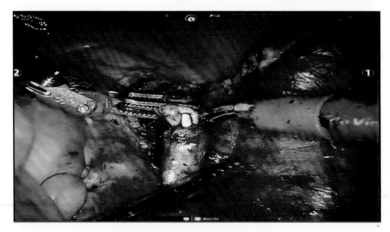

图 5-3-3

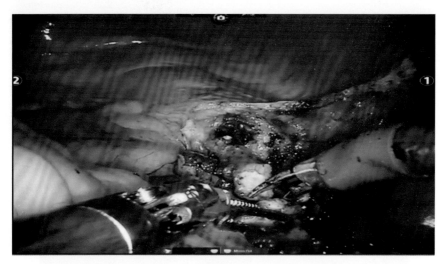

图 5-3-4

（2）取膀胱壁瓣：充盈膀胱（用 150～200mL 生理盐水），分离膀胱表面腹膜（见图 5-3-5），切开膀胱浆肌层及肌层，潜行分离直至膀胱黏膜。打开膀胱壁（见图 5-3-6），取合适长度膀胱壁瓣（见图 5-3-7），纵行切开输尿管后壁（见图 5-3-8）。

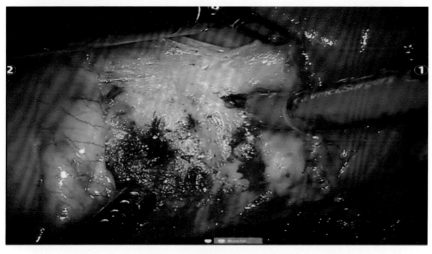

图 5-3-5

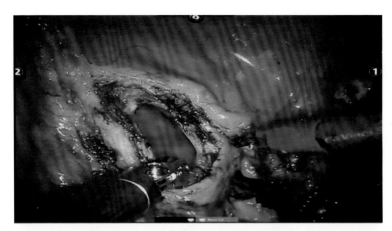

图 5-3-6

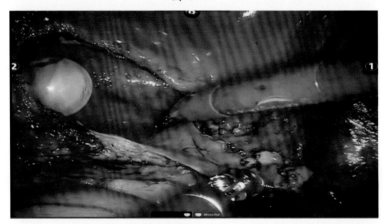

图 5-3-7

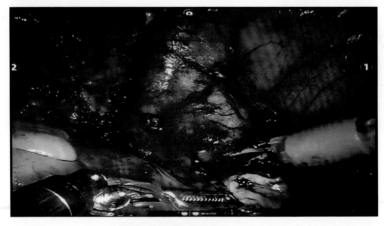

图 5-3-8

（3）输尿管膀胱吻合：将膀胱黏膜与输尿管全层用 5-0 可吸收线做间断吻合（见图 5-3-9），注意先缝合吻合口后壁，留置双 J 管（见图 5-3-10），并依次环形缝合至视野前方较易缝合处（见图 5-3-11），连续缝合膀胱浆肌层（见图 5-3-12），完成输尿管与膀胱吻合，最终缝合腹膜（见图 5-3-13）。

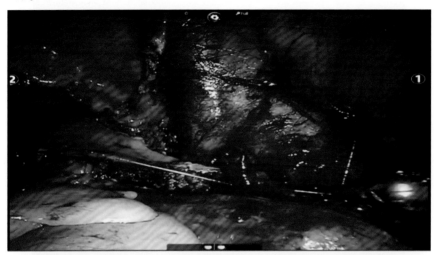

图 5-3-9

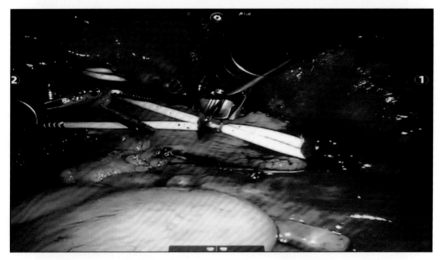

图 5-3-10

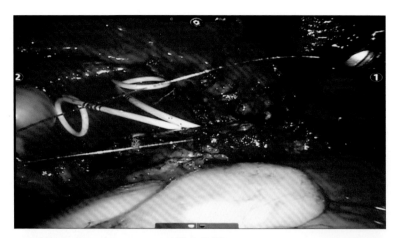

图 5-3-11

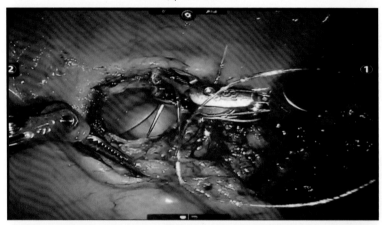

图 5-3-12

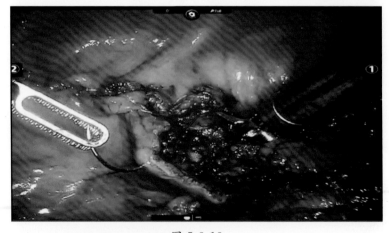

图 5-3-13

5.3.3　手术评述

（1）在游离输尿管时，需注意保护输尿管血供。有后腹膜纤维化的，需切除输尿管外纤维化组织，应去除远端病变、血供差的输尿管，纵行切开输尿管后壁，使吻合口最狭窄处缝线最少，降低发生吻合口狭窄的可能性。

（2）缝合后，输尿管应无扭曲或成角，膀胱瓣应足够长，避免吻合后张力过大。

（3）膀胱瓣底部应足够宽，做到比例合适，保证远端足够的血供。

（4）缝合线根据情况尽量选择细的单股缝线，降低吻合口缝线反应而引起狭窄的风险。

5.4　机器人辅助腹腔镜重复肾切除术

视频 5.4

5.4.1　病例资料

患者，男性，37 岁，因"左腰酸胀 1 个月"入院。1 个月前，患者因左腰酸胀至当地医院就诊，B 超提示左肾积水。入院检查泌尿系 CTU 如图 5-4-1 所示。

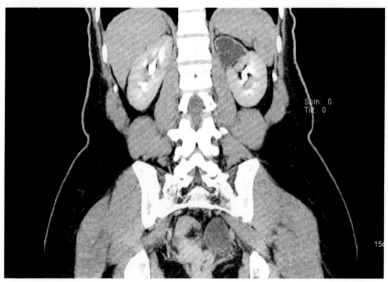

图 5-4-1

5.4.2　手术步骤

（1）游离输尿管上段和扩张的肾盂，暴露扩张的上位输尿管上段（见图 5-4-2），暴露扩张的上位肾盂（见图 5-4-3）。

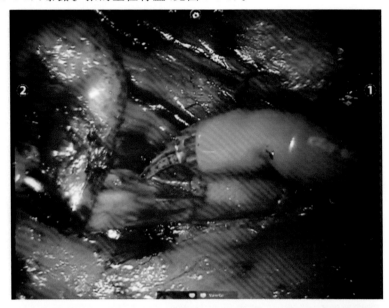

图 5-4-2

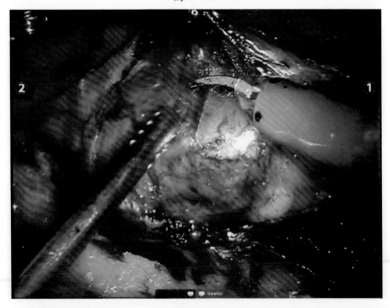

图 5-4-3

（2）切开扩张的重复输尿管（见图 5-4-4），吸尽重复肾积水（见图 5-4-5），夹闭输尿管上段（见图 5-4-6）。

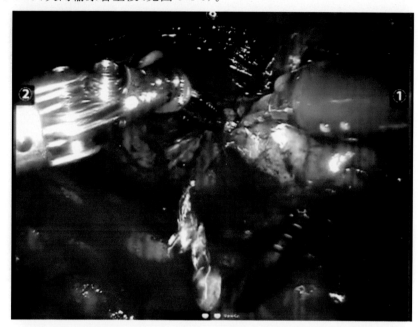

图 5-4-4

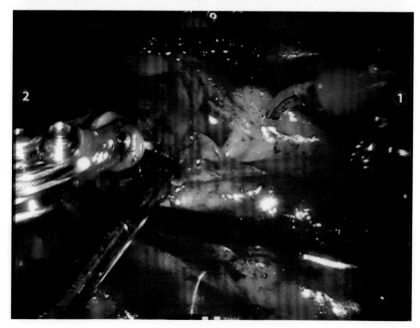

图 5-4-5

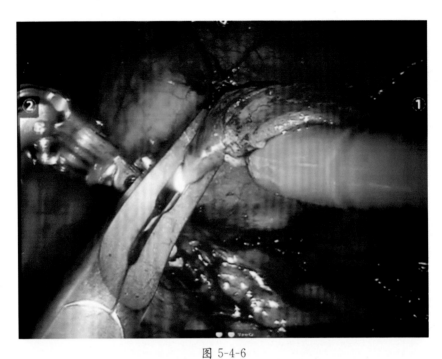

图 5-4-6

（3）提起肾盂向上游离变薄的肾实质（见图 5-4-7）。

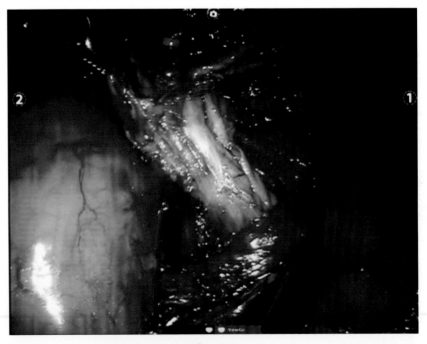

图 5-4-7

（4）游离上位肾动脉（见图 5-4-8）并阻断（见图 5-4-9）。

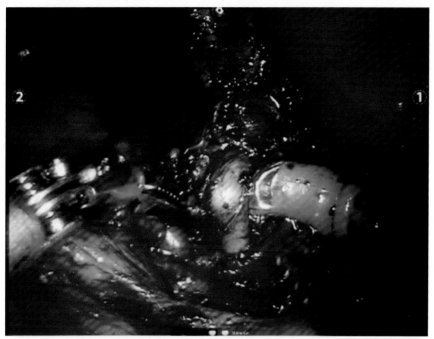

图 5-4-8

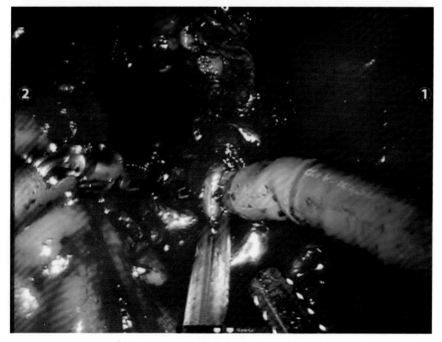

图 5-4-9

（5）完整切除重复肾，从分界处切除重复肾（见图 5-4-10），完整分离
重复肾肾盂黏膜（见图 5-4-11）。

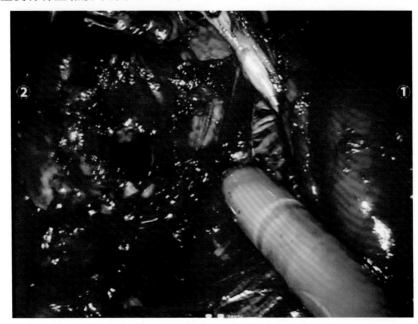

图 5-4-10

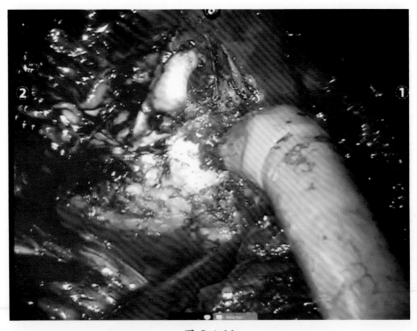

图 5-4-11

（6）电凝止血、连续缝合肾脏创面（见图 5-4-12），开放肾动脉（见图 5-4-13）。

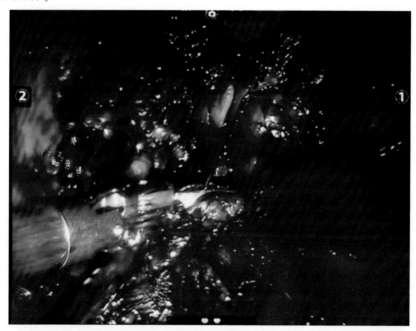

图 5-4-12

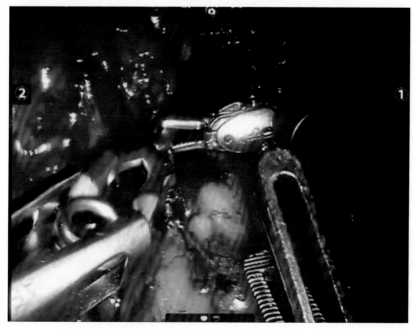

图 5-4-13

5.4.3　手术评述

(1)肾蒂血管的处理:将上下半肾的动静脉充分游离,暴露清晰,若发现有较明确的上半肾血管,则用 Hem-o-lock 夹闭后离段。由于上半肾常有重度积水或萎缩,供应血管常萎缩变细,术中寻找困难,所以需尽量向腹主动脉端游离,于近心端结扎切断,避免漏扎。在切除重复肾前,先阻断下半肾肾动脉,缝合后开放,可以避免术中大出血,保持手术视野清晰。

(2)肾脏分离:只需分离上半肾和少部分下半肾。若过多分离肾脏,创面大,渗出物增加,则容易形成尿性囊肿。关键是要将肾盂黏膜完全剥离,然后紧密缝合创面,在减少渗液的同时也减少渗血,可以避免尿性囊肿的发生。

(3)输尿管的处理:由于输尿管位于肾蒂血管的后面,原则是先游离出重复输尿管上段,将重复的输尿管上段靠近肾盂处离断,吸尽积液,在肾蒂血管后方向上提起肾盂组织,并向上游离变薄的肾实质。因为上半肾输尿管与下半肾输尿管常包裹在共同的外鞘内,所以分离时需注意保护正常输尿管的血供,原则上应尽量紧贴上半肾输尿管向下游离并于最低位切断,减少对正常输尿管的影响,避免正常输尿管出现缺血、狭窄等情况。

5.5　机器人辅助腹腔镜重复肾盂成型术

5.5.1　病例资料

视频 5.5

患者,女性,47 岁,因"左侧腰酸半年"入院。外院检查提示左侧重复肾。

拟行机器人辅助腹腔镜重复肾盂成型术。

5.5.2　手术步骤

(1)游离输尿管上段和扩张的重复肾盂(见图 5-5-1)。

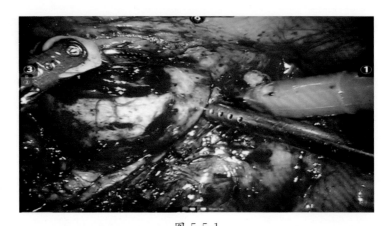

图 5-5-1

（2）沿肾盂输尿管连接部离断重复输尿管并切除（见图 5-5-2）。

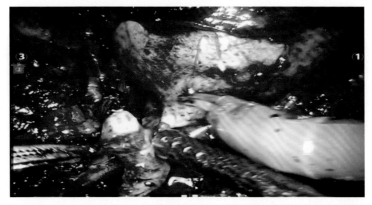

图 5-5-2

（3）修剪扩张的肾盂，行肾盂成型。纵行切开积水肾盂组织（见图 5-5-3），切除多余肾盂组织（见图 5-5-4）。

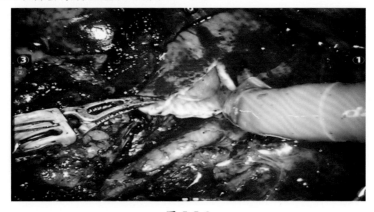

图 5-5-3

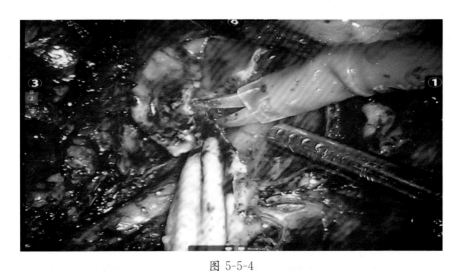

图 5-5-4

（4）纵行切开重复输尿管连接部（见图 5-5-5）。

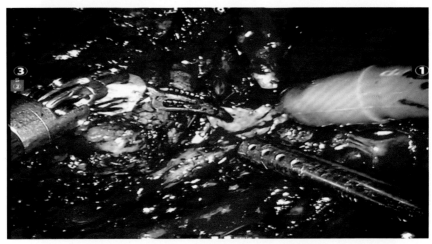

图 5-5-5

（5）吻合重复肾盂与输尿管。吻合重复肾盂与输尿管后壁（见图 5-5-6），吻合重复肾盂组织（见图 5-5-7），留置双 J 管（见图 5-5-8），吻合肾盂与输尿管前壁（见图 5-5-9）。

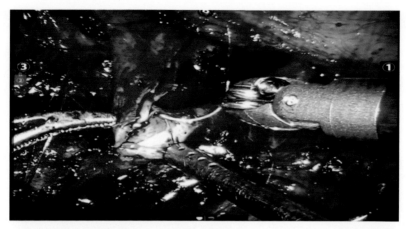

图 5-5-6

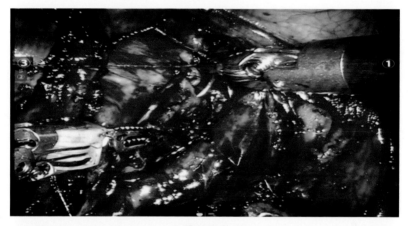

图 5-5-7

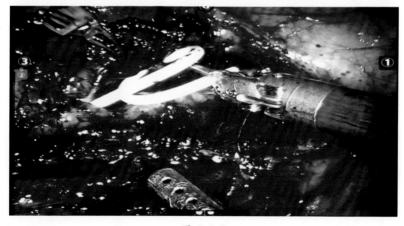

图 5-5-8

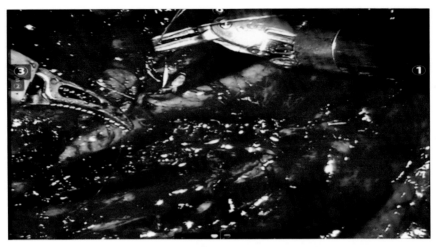

图 5-5-9

5.5.3　手术要点

（1）术前可行输尿管镜探查，明确肾盂输尿管连接部通畅，留置双J管便于术中辨认。

（2）处理重复肾盂、输尿管。需充分游离重复肾盂、输尿管。该处输尿管缺乏蠕动性，需完整切除。在游离积水重复肾盂后切除多余组织，行肾盂成型。

（3）吻合肾盂输尿管。纵行切开原重复输尿管连接部切口，将成型后的肾盂与之吻合，留置双J管后封闭吻合口。

5.6　腹腔镜左输尿管切开取石＋整形术

视频 5.6

5.6.1　病例资料

金某，女性，68 岁，BMI 24.02。体检发现左肾结石 20 天。有陈旧性脑梗死、高血压病、2 型糖尿病病史。尿糖（一），尿亚硝酸盐（一），尿沉渣白细胞计数 7402/μL。术前 KUB 见图 5-6-1，术前 CT 见图 5-6-2。

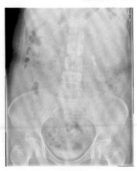

图 5-6-1

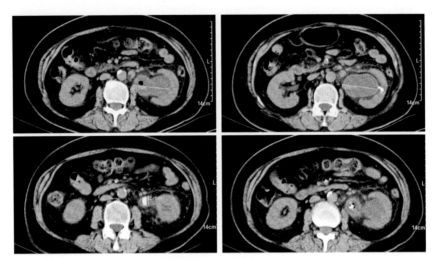

图 5-6-2

5.6.2　手术步骤

(1)打开降结肠外侧腹膜及结肠旁沟(见图 5-6-3)。

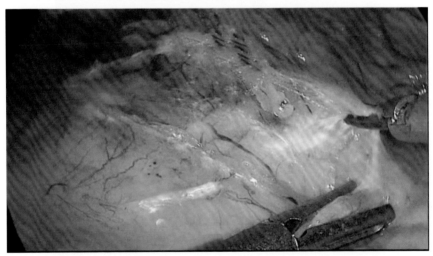

图 5-6-3

（2）在左性腺血管外侧分离、寻找左输尿管（见图 5-6-4）。

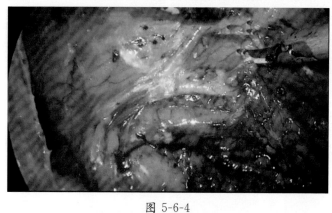

图 5-6-4

（3）左输尿管上段明显扩张，考虑为驻石区（见图 5-6-5）。

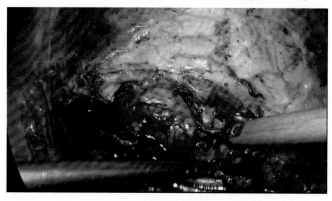

图 5-6-5

（4）沿驻石区游离左输尿管，注意保护血供（见图 5-6-6）。但驻石区附近粘连明显，分离时易渗血（见图 5-6-7）。

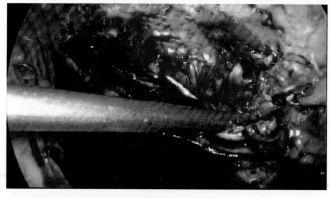

图 5-6-6

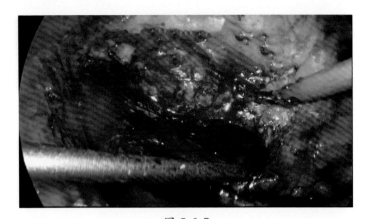

图 5-6-7

(5)纵行切开输尿管,可见大量脓性液体流出(见图 5-6-8)。

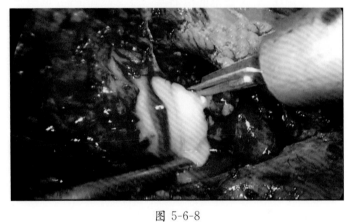

图 5-6-8

(6)取出左输尿管结石(见图 5-6-9)。

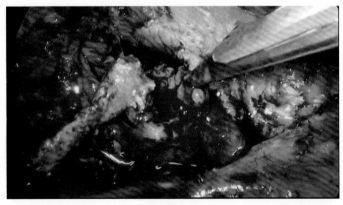

图 5-6-9

（7）左输尿管内置入 1 根双 J 管（见图 5-6-10）。

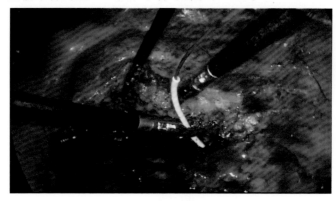

图 5-6-10

（8）用稀释碘伏、生理盐水低压冲洗左肾盂腔和创面（见图 5-6-11）。

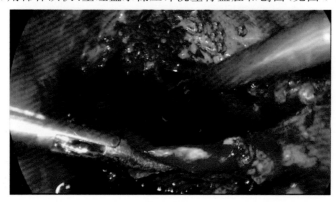

图 5-6-11

（9）利用冗余扩大的高位输尿管段和低位输尿管的后壁缝合，扩大输尿管腔（见图 5-6-12）。

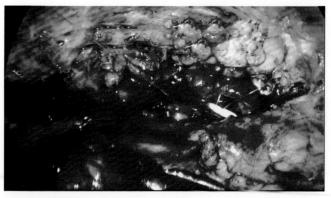

图 5-6-12

（10）吻合左输尿管前壁（见图 5-6-13）。

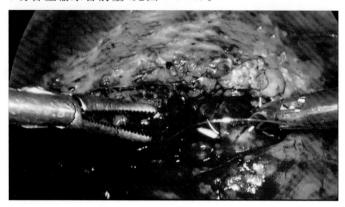

图 5-6-13

（11）关闭左肾周筋膜（见图 5-6-14）。

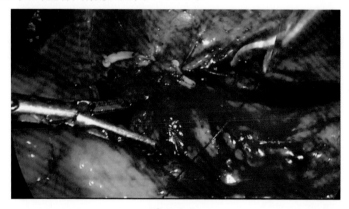

图 5-6-14

（12）留置 1 根引流管（见图 5-6-15）。

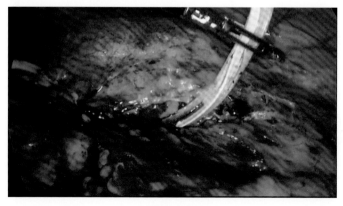

图 5-6-15

5.6.3　术后处理

术后保持引流管通畅。术后第 1 天,恢复半流质饮食并复查 KUB;术后第 3 天,拔除引流管;术后第 7 天,拔除导尿管,患者出院;术后 2 个月,拔除双 J 管。

5.6.4　手术评述

目前在泌尿结石治疗领域,输尿管镜、经皮肾镜术式广泛开展,那么腹腔镜还有没有存在的价值? 答案是肯定的,例如腹腔镜可用于治疗大体积输尿管结石梗阻、合并脓肾等。女性、糖尿病等因素增加了结石手术的感染性风险,而腹腔镜可有效规避这类风险。腹腔镜还可同时处理合并存在的输尿管狭窄、息肉等情况。

手术要点如下。

(1)在输尿管切开取石术前评估、术中操作时都需要考虑是否存在需要手术矫正的情况,如输尿管狭窄等。

(2)术中肾盂内脓液应在第一时间吸除。

(3)为防止术后腹腔感染,术中以稀释碘伏冲洗肾盂,但压力不要过高。

5.7　机器人辅助腹腔镜下 ALLIUM 支架植入术(输尿管狭窄)

5.7.1　病例资料

视频 5.7

患者,男性,54 岁,BMI 26.99。体检发现右肾积水 3 个月余。既往有右侧输尿管镜下碎石取石术史。外院 CT 示:右侧输尿管镜下碎石取石术后改变,右输尿管上段局部粘连考虑,伴右侧输尿管上段及右肾扩张积水;双肾结石,右输尿管上段多发小结石。

本院 CT 见图 5-7-1 和图 5-7-2。

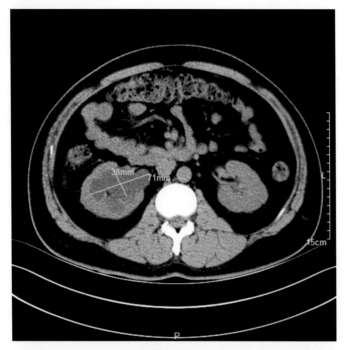

图 5-7-1

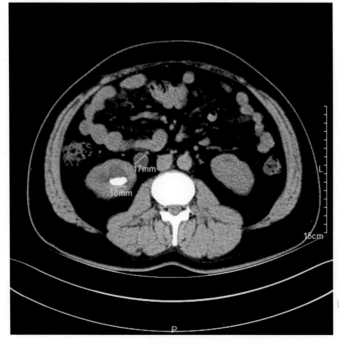

图 5-7-2

5.7.2　手术步骤

(1)寻找右输尿管狭窄段(见图 5-7-3)。

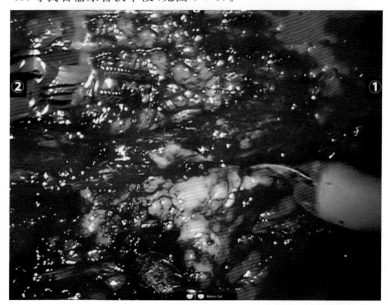

图 5-7-3

(2)剪开右输尿管狭窄处(见图 5-7-4)。

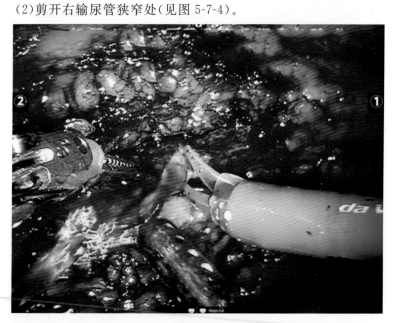

图 5-7-4

（3）离断右输尿管狭窄段近端（见图5-7-5）。

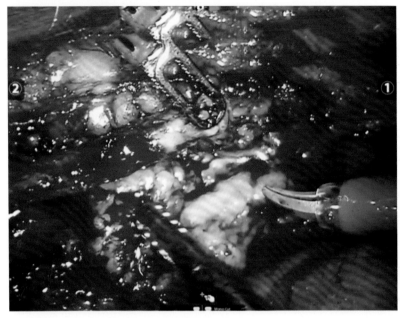

图 5-7-5

（4）离断右输尿管狭窄段远端（见图5-7-6）。

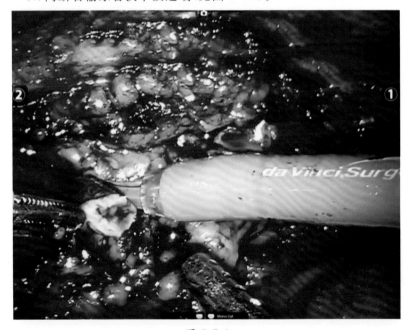

图 5-7-6

（5）剖开输尿管（见图 5-7-7）。

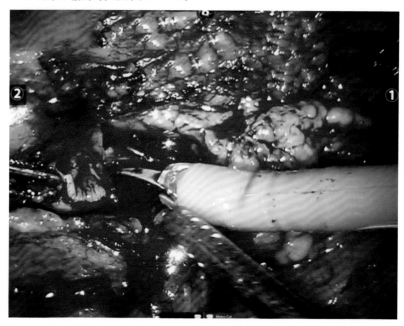

图 5-7-7

（6）输尿管端端吻合（后壁缝合），见图 5-7-8。

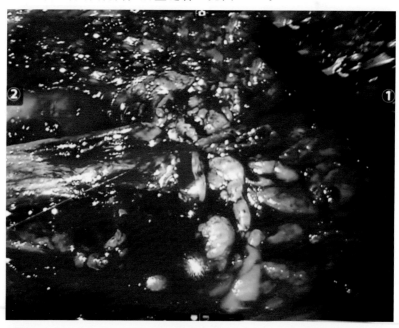

图 5-7-8

（7）置入 ALLIUM 新型覆膜自膨胀支架（见图 5-7-9）。

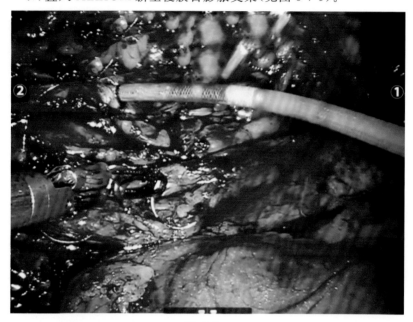

图 5-7-9

（8）去除支架外套管（见图 5-7-10）。

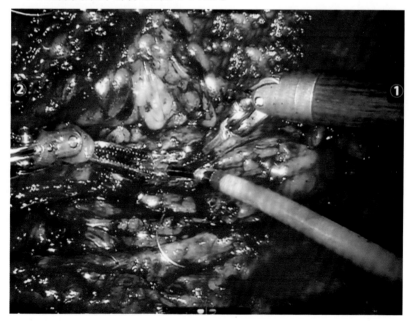

图 5-7-10

（9）输尿管端端吻合（后壁缝合），见图 5-7-11。

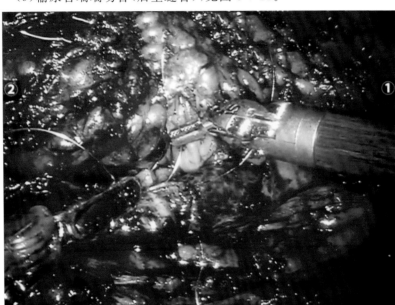

图 5-7-11

5.7.3　术后处理

术后保持引流管通畅。术后第 1
天，恢复半流质饮食并复查 KUB（见图
5-7-12）；术后第 3 天，拔除引流管；术
后第 7 天，拔除导尿管，患者出院；术后
1 年，拔除 ALLIUM 新型覆膜自膨胀
支架管。

5.7.4　手术评述

输尿管结石钬激光碎石手术后的
医源性输尿管狭窄较为常见。机器人

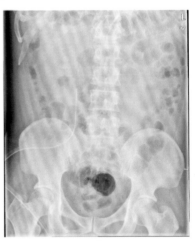

图 5-7-12

在放大倍数、裁剪精度、吻合精准性和稳定性方面优于普通腹腔镜，适用
于此类疾病。

为了提高手术效果，除采用机器人手术减少再次狭窄外，我们采取的
方案通常还包括：最大限度地保留输尿管血运，放置更大型号的双 J 管、
双根双 J 管，延长双 J 管留置时间等。但双 J 管所造成的尿频、尿急等膀

胱刺激症状给患者带来了不良的就医体验。

本视频展示的是浙江省人民医院泌尿外科张大宏机器人团队的探索性手术过程，采用了 ALLIUM 新型覆膜自膨胀支架（长 12cm、直径 10mm），患者术后无特殊不适，顺利出院。随访 2 年，效果满意。

手术要点如下。

（1）注意保护输尿管血供。

（2）避免热损伤。

（3）在放置 ALLIUM 新型覆膜自膨胀支架时，需注意套管先后顺序。

5.8 腹腔镜膀胱阴道瘘修补术

视频 5.8

5.8.1 病例介绍

患者，女性，40 岁，BMI 16.56。卵巢癌根治术后 5 个月余，膀胱阴道瘘 4 个月余。患者 5 个月前于外院行"卵巢癌根治术"，病理检查结果示：（左、右）卵巢高级别浆液性癌（左侧瘤体 13cm×6.5cm×4cm，右侧瘤体 8cm×6cm×3.5cm），转移或浸润至（子宫后壁浆膜、子宫直肠窝、左卵巢血管残留、直肠表面、盲肠表面）纤维脂肪组织。术后行辅助化疗（紫杉醇 260mg＋卡铂 700mg）后出现阴道漏尿，保守治疗失败。手术史：剖宫产术后 14 年，阑尾切除术后 5 年，卵巢癌根治术后 5 个月余。术前 CT 示阴道内造影剂滞留（见图 5-8-1 和图 5-8-2）。术前诊断：①膀胱阴道瘘；②卵巢恶性肿瘤个人史。

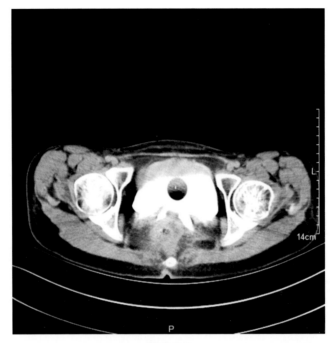

图 5-8-1

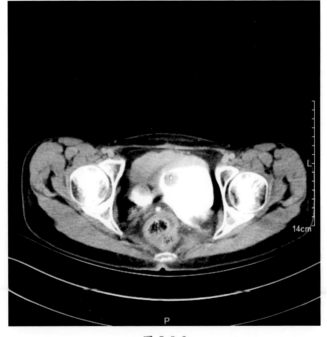

图 5-8-2

5.8.2　手术步骤

(1)分离盆底粘连(见图 5-8-3)。

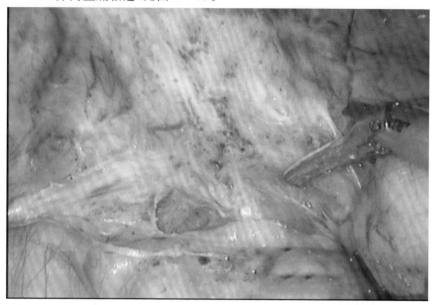

图 5-8-3

(2)纵行剖开膀胱壁(见图 5-8-4)。

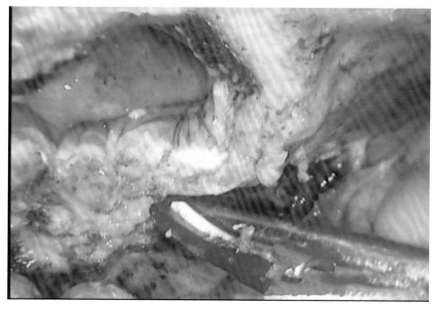

图 5-8-4

（3）寻找和保护输尿管口（见图 5-8-5）。

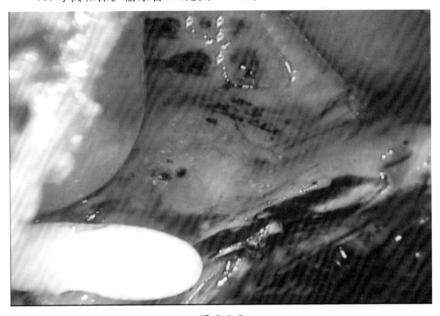

图 5-8-5

（4）寻找和分离瘘道（见图 5-8-6）。

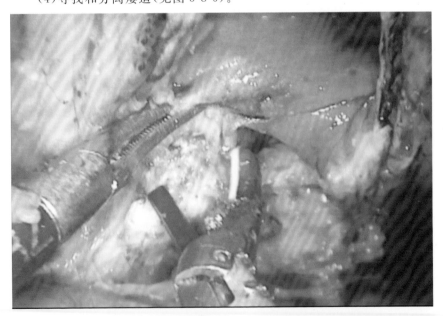

图 5-8-6

（5）裁剪瘘口（见图 5-8-7）。

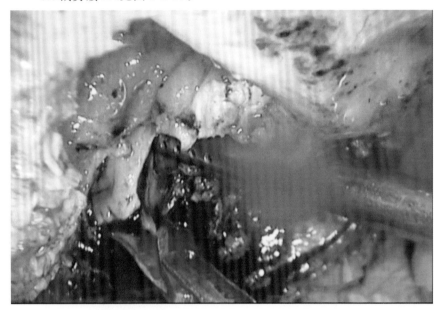

图 5-8-7

（6）用倒刺线缝合关闭阴道瘘口（见图 5-8-8）。

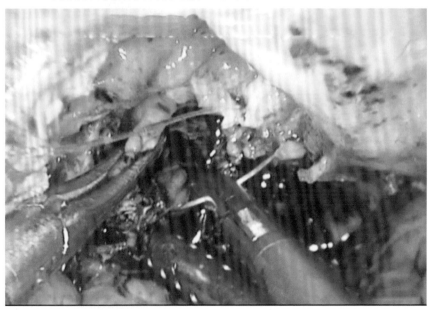

图 5-8-8

（7）裁剪腹膜瓣（见图 5-8-9）。

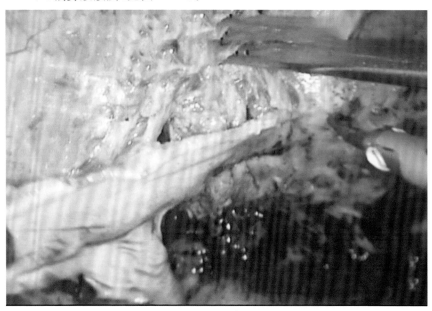

图 5-8-9

（8）将腹膜瓣缝合固定于阴道上，隔绝膀胱（见图 5-8-10）。

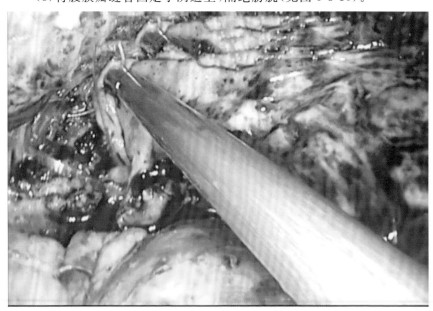

图 5-8-10

（9）完成腹膜瓣的固定（见图 5-8-11）。

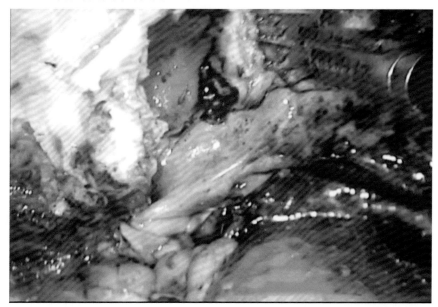

图 5-8-11

（10）缝合膀胱壁（见图 5-8-12）。

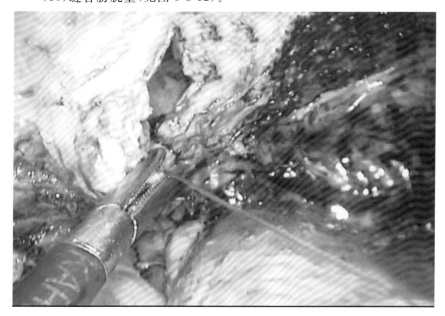

图 5-8-12

5.8.3　手术评述

　　膀胱阴道瘘修补术的手术途径包括经阴道、经膀胱、经腹。经腹途径修补术的适应证较广,适合于既往有盆腔放疗史和(或)多次腹部手术史,瘘口位于阴道穹隆顶部、瘘口直径大于 1cm(尤其是边缘硬化)、多发、有腹内病变需要处理(如需同期行膀胱扩大术)、既往经阴道途径修补失败的膀胱阴道瘘等。

　　本视频展示的是腹腔镜(经腹途径)膀胱阴道瘘修补术。

　　手术要点如下。

　　(1)膀胱阴道瘘多为术后发生,既往手术会导致术区粘连明显,需注意防止医源性肠管、血管损伤。

　　(2)在打开膀胱腔后,第一时间辨认输尿管口和膀胱阴道瘘口位置,防止误损伤。

　　(3)大网膜垫广泛应用于膀胱阴道瘘手术,隔绝膀胱和阴道的瘘口。但如遇取材不佳,则可以腹膜代替。

5.9　机器人辅助腹腔镜下膀胱阴道瘘修补＋回肠膀胱扩大术

视频 5.9

5.9.1　病例介绍

　　患者,女性,37 岁,BMI 24.98。宫颈癌根治术后 11 年,反复尿频、尿急、漏尿 2 年。患者 11 年前因宫颈癌行子宫全切术＋腹膜后淋巴结清扫术,术后病理回报"宫颈鳞状细胞癌"。术后定期复查,行宫颈刮片等检查,未见复发。2 年前,偶然出现尿频、尿急,并有盆底漏尿现象,拟"膀胱阴道瘘"收住入院。

　　术前 CT(见图 5-9-1):提示膀胱积气。

　　术前膀胱造影(见图 5-9 2):阴道内用纱布填塞,经导管注入适量造影剂,膀胱充盈欠佳,形态欠规整;移除纱布动态观察,见造影剂漏出。

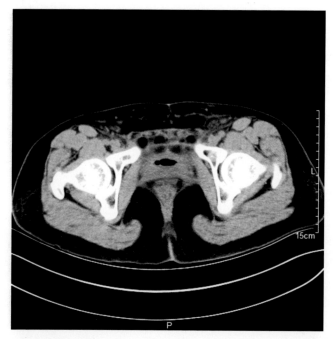

图 5-9-1

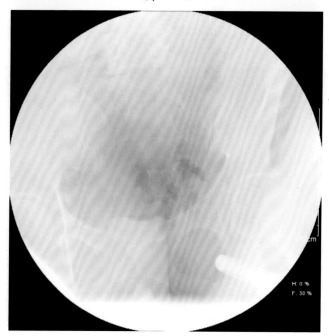

图 5-9-2

5.9.2　手术步骤

（1）纵行切开膀胱壁（见图5-9-3）。

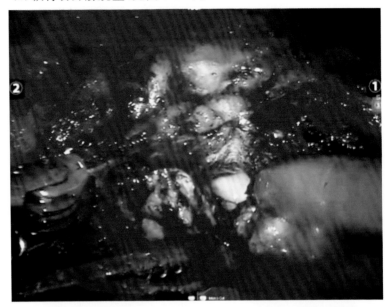

图 5-9-3

（2）右输尿管内置入支架管（见图5-9-4）。

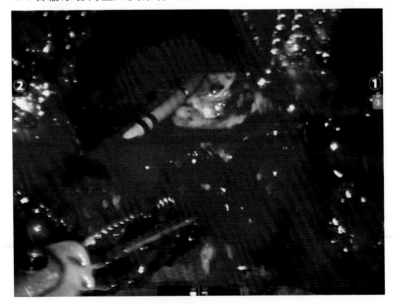

图 5-9-4

(3)左输尿管内置入支架管(见图 5-9-5)。

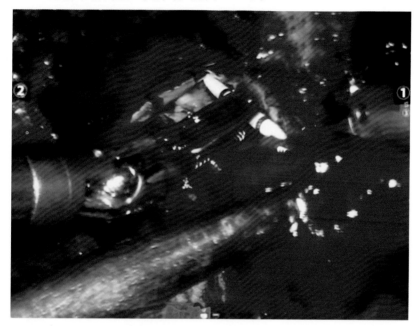

图 5-9-5

(4)找到膀胱阴道瘘口(见图 5-9-6)。

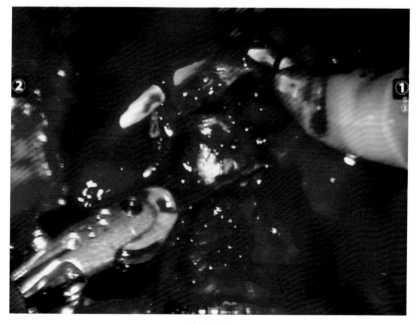

图 5-9-6

（5）游离膀胱阴道间隙，切除瘘道周围瘢痕组织（见图 5-9-7）。

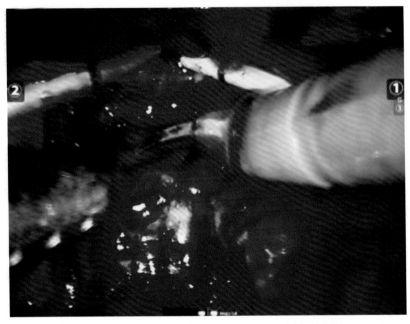

图 5-9-7

（6）缝合阴道瘘口（见图 5-9-8）。

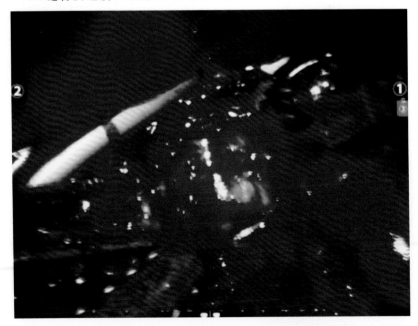

图 5-9-8

（7）将回肠段缝合固定于膀胱后壁（见图 5-9-9）。

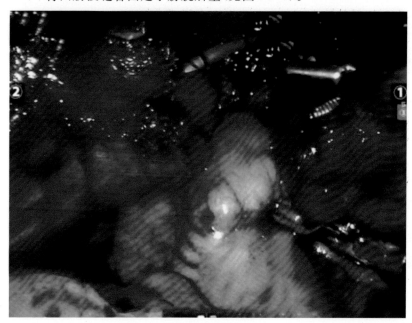

图 5-9-9

（8）量取标记回肠段（见图 5-9-10）。

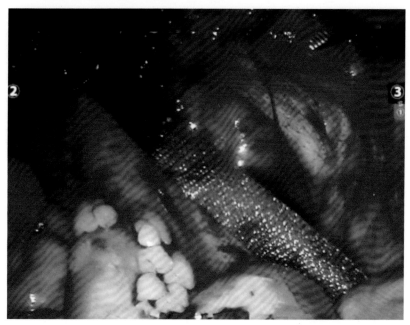

图 5-9-10

（9）剖开肠系膜窗（见图 5-9-11）。

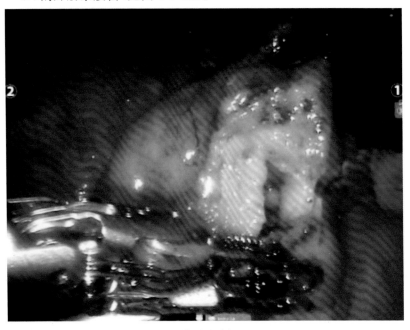

图 5-9-11

（10）纵行剖开肠管（见图 5-9-12）。

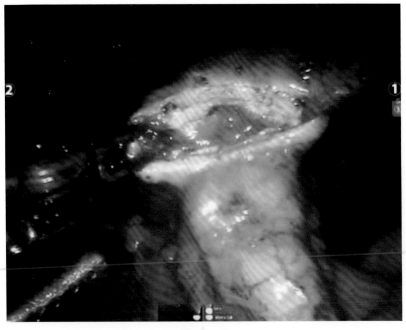

图 5-9-12

（11）器械法恢复肠管连续性（1），见图 5-9-13。

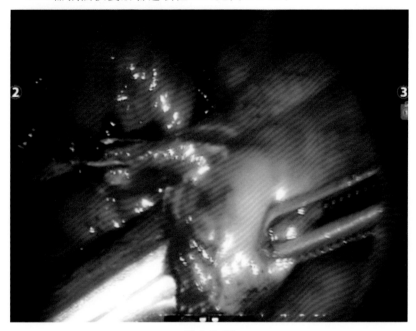

图 5-9-13

（12）器械法恢复肠管连续性（2），见图 5-9-14。

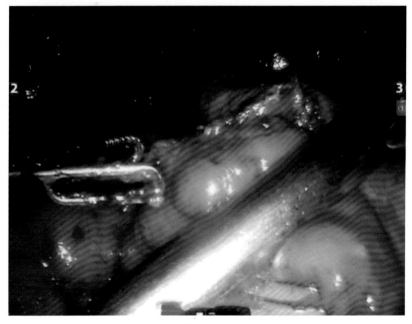

图 5-9-14

（13）肠吻合"裤衩"位置减张缝合（见图5-9-15）。

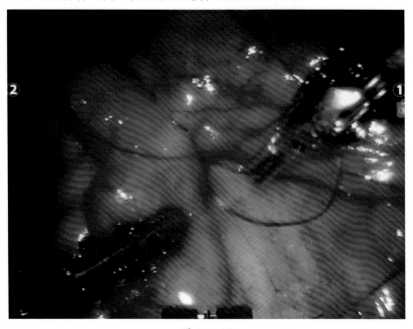

图 5-9-15

（14）对系膜缘纵行剖开全长回肠（见图5-9-16）。

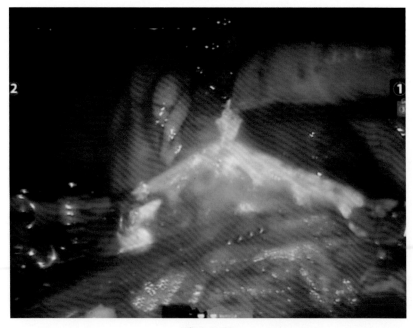

图 5-9-16

(15)缝制回肠储尿囊(1),见图 5-9-17。

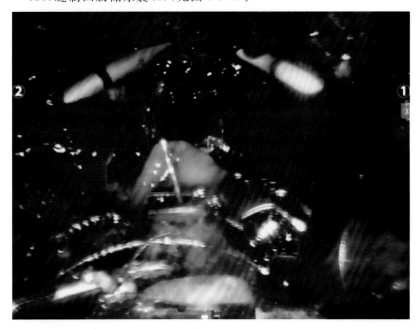

图 5-9-17

(16)缝制回肠储尿囊(2),见图 5-9-18。

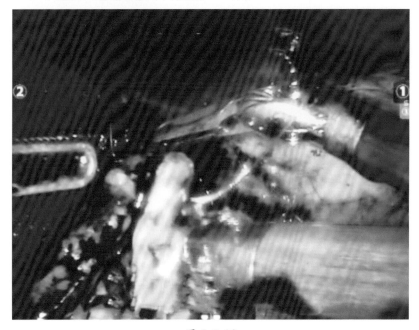

图 5-9-18

（17）将回肠和膀胱顶后壁缝合（见图 5-9-19）。

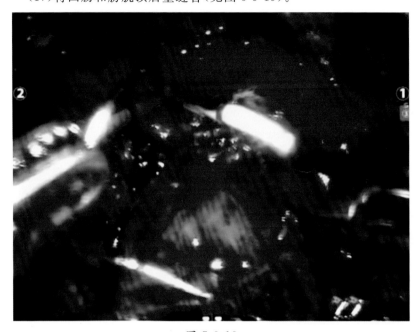

图 5-9-19

（18）关闭回肠、膀胱腔（见图 5-9-20）。

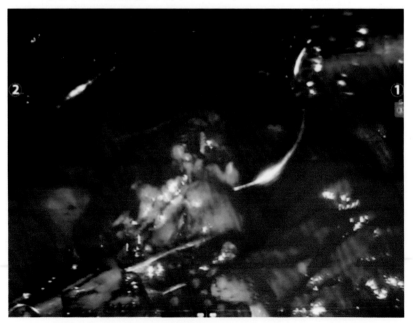

图 5-9-20

（19）完成缝合后膀胱注水试验（见图5-9-21）。

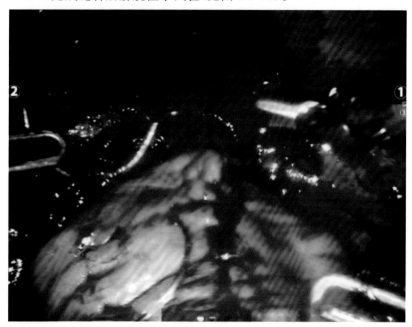

图 5-9-21

（20）关闭肠系膜裂孔（见图5-9-22）。

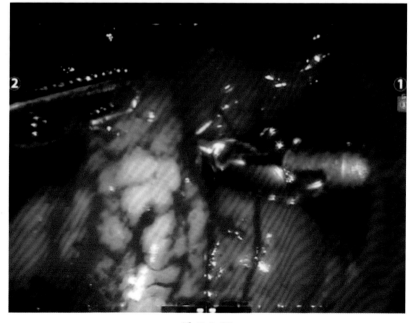

图 5-9-22

5.9.3 手术评述

本视频展示的是机器人(经腹途径)膀胱阴道瘘修补术＋回肠膀胱扩大术。

手术要点如下。

(1)术中需注意避免损伤输尿管,必要时内置双J管以策安全。

(2)如患者膀胱容量明显偏小,且排除盆腔、腹腔肿瘤新发和复发证据,则瘘修补术需考虑加行膀胱扩大术,以降低膀胱储尿期压力,增加安全储尿量,保护肾功能,提高生活质量。

(3)用器械法恢复肠管连续性有助于缩短手术时间。

5.10 机器人辅助腔镜左侧输尿管粘连松解术

5.10.1 病例资料

视频 5.10

主诉:发现双肾结石 20 余年,反复腰痛 10 余年。

患者,男性,50 岁。患者 20 余年前在当地医院体检发现双肾结石,未及时治疗。10 余年前,因结石行左输尿管切开取石术,术后恢复佳。3 年前,左输尿管结石再发,行左输尿管镜取石术。同年年底,患者出现劳累后腰酸腰痛,当地社区医院查 B 超提示肾结石伴积水,前往某三甲医院就诊后行双 J 管置入术。2 年前(2016 年 4 月),因检查发现左肾结石伴积水于当地医院行左侧经皮肾穿刺造瘘术,术后恢复良好,左肾造瘘管引流通畅,引出尿色清。2016 年 5 月,行左输尿管镜探查＋软镜下取石术。2016 年 8 月,行体外冲击波碎石。近 2 年来,患者左腰部酸痛反复发作,多于劳累后发作,伴尿频、尿急,无尿痛及肉眼血尿,无恶心呕吐。2 个月前(2018 年 8 月 24 日),患者因腰痛再发,至我院就诊后完善泌尿系 CT 检查。今为求进一步治疗来我院就诊,拟"双肾结石伴左肾积水"收住入院。

术前 CT(见图 5-10-1)示:①左侧输尿管扩张,输尿管壁稍增厚,左肾积水,较前片(2018 年 3 月 12 日)进展,建议进一步检查。②双肾多发结石,左肾局部皮质萎缩,双肾多发囊样灶。

术后病理报告见图 5-10-2。

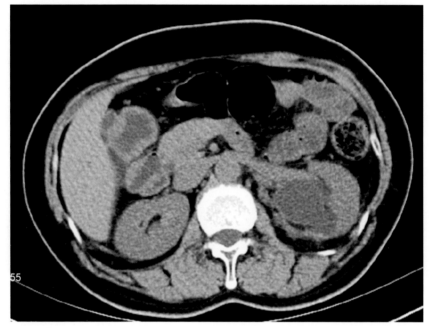

图 5-10-1

大体描述：

　　左侧输尿管周围组织：灰白灰红管壁样组织两块，总大小3.5cm×2.5cm×0.5cm，周径1～1.5cm。

镜下所见：

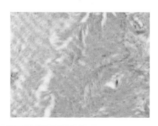

病理诊断：

　　"左侧输尿管周围组织"致密纤维结缔组织伴玻璃样变。

图 5-10-2

5.10.2　手术步骤

（1）解剖至输尿管（见图 5-10-3）。

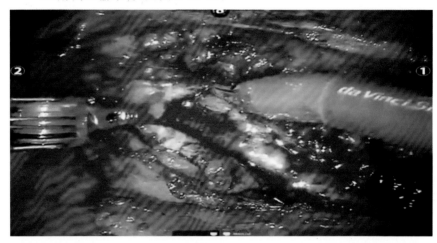

图 5-10-3

（2）沿输尿管分离至扩张段（见图 5-10-4）。

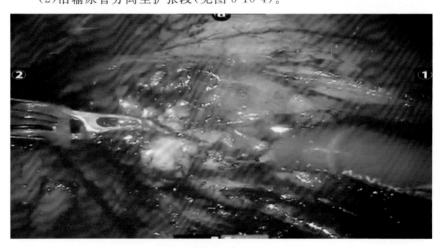

图 5-10-4

（3）分离扩张段输尿管周围粘连（见图 5-10-5）。

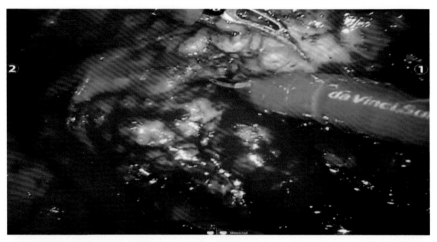

图 5-10-5

（4）将输尿管周围纤维化包裹剔除，完全"软化"输尿管（见图 5-10-6）。

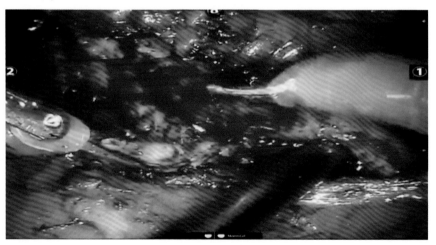

图 5-10-6

（5）将附近大网膜拖至输尿管周围，并包裹裸化后的输尿管（见图5-10-7）。

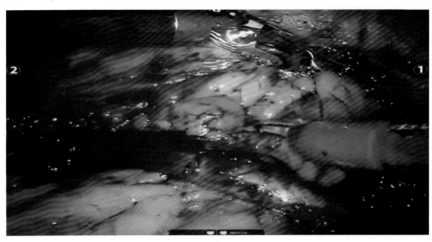

图 5-10-7

（6）用缝针固定大网膜，形成大网膜保护衣（见图5-10-8）。

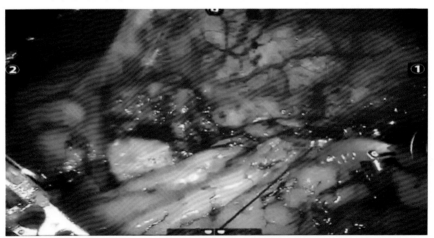

图 5-10-8

5.10.3　手术评述

输尿管的开放、腔镜、内镜手术常常会对输尿管的局部或长段的血供造成影响，并且会导致周围组织纤维化，这些纤维化的组织紧紧包绕输尿管，或造成输尿管狭窄，或造成输尿管僵硬、蠕动不良。

本例是一例开放输尿管切开取石术后的患者，持续肾输尿管积水并有逐渐加重的趋势,在内镜下未发现明显输尿管狭窄环,遂决定行输尿管周围的粘连松解术,以改善患者的肾积水状态。

手术要点如下。

(1)分离输尿管时要注意完全剥除坚韧的纤维化组织,但不要同时过多地去除输尿管周围血供,尤其要保护浆膜层。

(2)在狭窄段相对宽敞且没有明显狭窄环的情况下,可不用切除狭窄段输尿管。

(3)需要用大网膜包绕输尿管,形成良好血供以支持及保护,防止狭窄环再形成。